Grass

brechnungswesen für die edizinische Fachangestellte

nd 1: Grundlagen und Formulare
hr- und Arbeitsheft

uflage

ellnummer 93055

Bildungsverlag EINS
westermann

service@bv-1.de
www.bildungsverlag1.de

Bildungsverlag EINS GmbH
Ettore-Bugatti-Straße 6-14, 51149 Köln

ISBN 978-3-427-**93055**-6

westermann *GRUPPE*

Inhaltsverzeichnis, Lehr- und Arbeitsbuch MFA

Praxisinformation

Praxis
Dr. med. Alfons Virus
Arzt für Allgemeinmedizin
Musterstraße 1
26871 Musterstadt

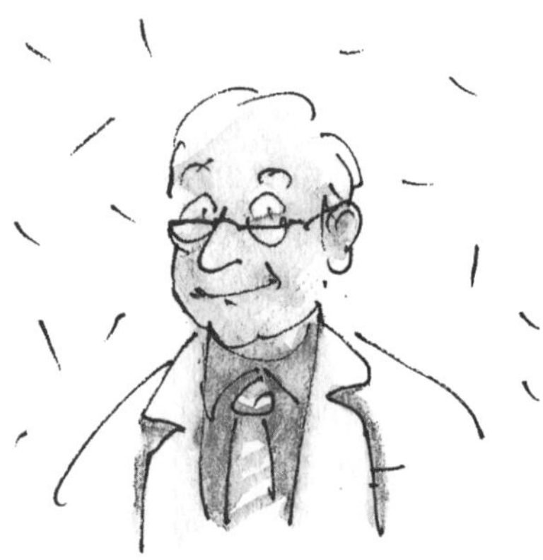

Dr. med. Virus

Sprechzeiten:
Montag bis Freitag von 08:00 Uhr bis 12:30 Uhr
Dienstag und Donnerstag von 15:00 bis 18:00 Uhr
BSNR: 068012300
LANR: 123456710

Das Arbeitsbuch ist so konzipiert, dass Sie im Anschluss an die Behandlung der Inhalte die Seite aus dem Arbeitsbuch herauslösen (s. Perforation) und in Ihre Unterlagen heften können (s. Lochung). Auf diese Weise können Sie die Inhalte des Arbeitsbuches korrekt den entsprechenden Lernfeldern zuordnen.
Die wenigen Inhalte dieses Arbeitsbuches, die nicht im Lernfeld 2 unterrichtet werden, enthalten zum einen im Inhaltsverzeichnis einen Hinweis auf das entsprechende Lernfeld und sind farbig unterlegt. Zum anderen bieten Ihnen die Angaben bei den entsprechenden Kapiteln eine zusätzliche Orientierung. Die aktuelle Version der vertragsärztlichen Vordrucke (Vordruckmustersammlung) kann über die Kassenärztliche Bundesvereinigung im Internet unter URL: www.kbv.de/html/formulare.php [Datum der Recherche: 09.10.2017] heruntergeladen werden.

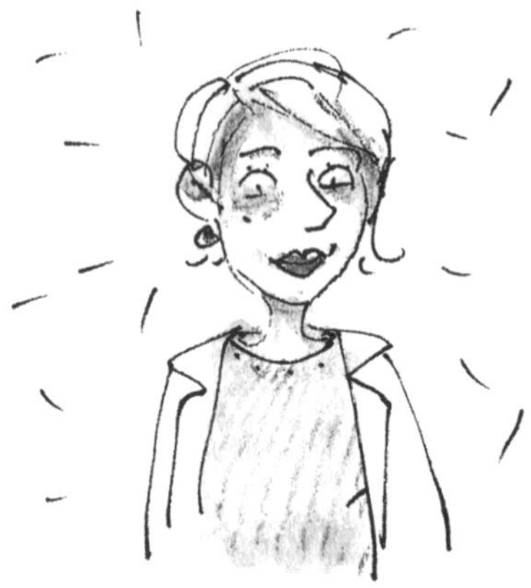

Medizinische Fachangestellte Luise

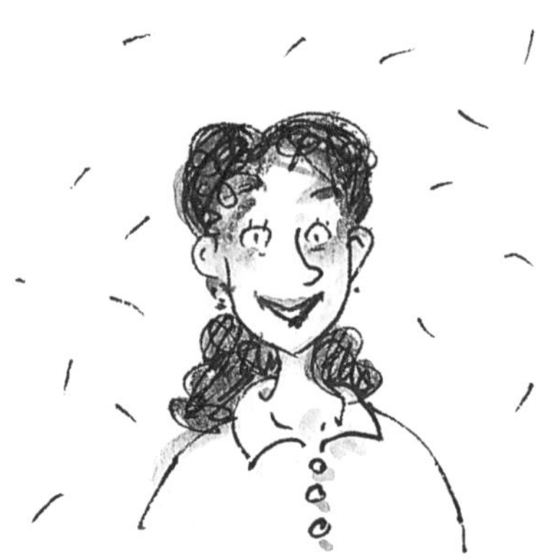

Auszubildende Hanna

Wenn Sie für die Praxis Dr. Virus Vordrucke ausstellen, müssen Sie diese folgendermaßen vorbereiten:

- Wenn in der Aufgabenstellung nichts anderes angegeben ist, verwenden Sie immer das aktuelle Tagesdatum.
- Wenn Sie den Vertragsarzt-Stempel nicht über die EDV auf die Formulare drucken, dann schreiben Sie in das betreffende Feld nur „VA-STEMPEL" zur Information, dass dort der Vertragsarzt-Stempel aufgebracht werden muss.
- Wenn auf dem Vordruck die Unterschrift des Versicherten und/oder von Dr. Virus notwendig ist, kennzeichnen Sie dieses Feld durch ein Kreuz. Dadurch zeigen Sie, dass Sie wissen, dass dort eine Unterschrift erforderlich ist.
- Den Versichertenstatus können Sie aus der Aufgabenstellung ableiten.
- Das Feld „Kostenträgerkennung" des Personalienfeldes ergänzen Sie bitte durch eigene Angaben oder lassen dieses frei.
- Wenn Sie für einen Patienten mehrere Vordrucke ausfüllen müssen, füllen Sie nur auf dem ersten Vordruck das Personalienfeld vollständig aus. Auf allen weiteren Vordrucken reicht es, wenn Sie vom ersten Personalienfeld abweichende Einträge vornehmen.
- Von der Norm abweichende Angaben sind in der Aufgabenstellung angegeben, z. B. Vorlage eines Befreiungsausweises oder „Substitution ausgeschlossen". Fehlen diese Angaben, gehen Sie vom Normalfall aus.

1 Vertragsärztliche Versorgung

1.1 Kostenträger der Krankenversicherung

Zu unterscheiden sind folgende Kostenträger der Krankenversicherung:

- Primärkassen
- Ersatzkassen
- sonstige Kostenträger
- private Krankenversicherungen

Primärkassen, Ersatzkassen → gesetzliche Krankenkassen (= Träger der GKV)

1.1.1 Gesetzliche Krankenkassen

Träger der gesetzlichen Krankenversicherung sind die Primär- und Ersatzkassen (= gesetzliche Krankenkassen). Im Personalienfeld der Vordrucke erscheint die Bezeichnung der Krankenkasse mit einer zweistelligen Nummer, dem WOP-Kennzeichen (WohnOrtPrinzip).

Seit 1996 besteht für die Versicherten der gesetzlichen Krankenversicherung Kassenwahlfreiheit. Versicherte einer gesetzlichen Krankenkasse können mit einer Frist von zwei Monaten zum Monatsende das bestehende Versicherungsverhältnis kündigen und sich in einer anderen gesetzlichen Krankenkasse ihrer Wahl versichern. Die Kündigungsfrist berechnet sich ab dem Monat, in dem die Kündigung erklärt wird. Liegt also z. B. der Krankenkasse eine Kündigung am 15.03. vor, endet die Mitgliedschaft am 31.05. Voraussetzung für eine rechtmäßige Kündigung der gesetzlichen Krankenkasse ist eine Mitgliedschaft von mindestens 18 Kalendermonaten. Sofern diese Voraussetzungen für die Kündigung vorliegen, ist die Krankenkasse verpflichtet, innerhalb von 14 Tagen nach Erhalt der Kündigung diese zu bestätigen.
Neben diesem Kündigungsrecht besteht noch die Möglichkeit, vom Sonderkündigungsrecht (§ 175 SGB V) Gebrauch zu machen. Ein Sonderkündigungsrecht hat man, wenn die Krankenkasse erstmals Zusatzbeiträge (s. u.) erhebt oder die Zusatzbeiträge erhöht. Bei der Sonderkündigung entfällt die Voraussetzung, dass man mindestens 18 Kalendermonate bei dieser Krankenkasse versichert sein muss. Von dem Sonderkündigungsrecht kann man innerhalb einer bestimmten Frist Gebrauch machen. Die Frist beginnt in dem Moment, in dem man von seiner Krankenkasse über die erstmalige Zahlung eines Zusatzbeitrages oder über die Erhöhung des Zusatzbeitrages informiert wird, und endet mit dem Datum der Fälligkeit dieser Zahlung. Der Wechsel zur neuen Krankenkasse kann allerdings erst zum übernächsten Monat erfolgen. Die Zahlung des Zusatzbeitrages entfällt aber für den verbleibenden Versicherungszeitraum.
Die meisten Mitglieder erlangen somit die Mitgliedschaft in einer gesetzlichen Krankenkasse durch Ausübung des Wahlrechtes und stellen einen Antrag auf Mitgliedschaft. Für die Wahl der Krankenkasse können unterschiedliche Faktoren eine Rolle spielen. Neben dem finanziellen Kriterium müssen sicherlich auch gewährte, aber nicht gesetzlich festgeschriebene Leistungen oder Beratungsangebote durch die Krankenkasse berücksichtigt werden.
Die Kassenart spielt für die Versicherten seit der Kassenwahlfreiheit nur noch eine untergeordnete Rolle, da sie zwischen (fast) allen gesetzlichen Krankenkassen frei wählen können. Eine Unterscheidung zwischen den beiden gesetzlichen Krankenkassen ist in der Regel nur für den Vertragsarzt von Bedeutung, da Primär- und Ersatzkassen in einigen Fällen für die(selben) vertragsärztlichen Leistungen unterschiedlich hohe Honorare zahlen. Daraus resultieren auch die beiden Gebührenordnungen BMÄ (für Primärkassen) und E-GO (für Ersatzkassen), die zum Einheitlichen Bewertungsmaßstab (EBM) zusammengefasst sind.
Mit Einführung des Gesundheitsfonds im Jahr 2009 ist die Finanzierung der gesetzlichen Krankenversicherung (GKV) grundlegend geändert worden. Seitdem gibt es in der GKV ebenso wie in der gesetzlichen Renten-, Arbeitslosen- und Pflegeversicherung einen einheitlichen Beitragssatz. Zurzeit (Stand 2017) liegt der allgemeine Beitragssatz bei 14,6 % des sozialversicherungspflichtigen Bruttoeinkommens. Der Arbeitnehmer trägt davon 7,3 % und der Arbeitgeber 7,3 %.[1]
Die Beiträge werden an den Gesundheitsfonds beim Bundesversicherungsamt (BVA) weitergeleitet. Zusätzlich zu diesen Beiträgen zahlt der Staat einen Zuschuss aus Steuergeldern in den Gesundheitsfonds ein. Die Krankenkasse erhält für jeden Versicherten einen Pauschalbetrag aus dem Gesundheitsfonds. Die Höhe des Betrages ist abhängig vom Versorgungsbedarf des Versicherten. Das heißt, für einen Versicherten, der aufgrund seines Alters und/oder Krankheitszustandes einen höheren Versorgungsbedarf hat als ein junger und gesunder Versicherter, erhält die Krankenkasse einen höheren Pauschalbetrag aus dem Gesundheitsfonds (morbiditätsorientierter Risikostrukturausgleich – Morbi-RSA).
Von diesen Beiträgen zahlen die Krankenkassen die Leistungen, die dem dritten Kapitel des SGB V (Leistungen der Krankenversicherung) entsprechen und von Krankenhäusern, Vertragsärzten und sonstigen Leistungserbringern erbracht wurden.

[1] *Für Versicherte, die keinen Anspruch auf Krankengeld haben, liegt der (ermäßigte) Beitragssatz zurzeit (Stand 2017) bei 14,0 % (Arbeitgeber: 7 % und Arbeitnehmer: 7 %). Der Anspruch auf Krankengeld ist in § 44 SGB V geregelt. Die Krankenkassen haben außerdem die Möglichkeit, bei ihren freiwillig Versicherten den Anspruch auf Krankengeld auszuschließen oder aber später beginnen zu lassen.*

Haben die Krankenkassen nach Zahlung der oben genannten Leistungen noch Geld übrig, zahlen sie ihren Mitgliedern Prämien oder bieten ihren Versicherten Zusatzleistungen an. Realistischer ist allerdings, dass das Geld aus dem Gesundheitsfonds für die Bezahlung der gesetzlich vorgeschriebenen Leistungen nicht ausreichen wird. In diesem Fall wird die Krankenkasse von ihren Mitgliedern Zusatzbeiträge einfordern.
Den Zusatzbeitrag trägt das Mitglied allein. Eine Beteiligung, z. B. des Arbeitgebers, gibt es nicht. Seit 01.01.2015 können Krankenkassen einen prozentualen Zusatzbeitragssatz von ihren Mitgliedern erheben. Das Bundesministerium für Gesundheit legt auf Empfehlung des GKV-Schätzerkreises den durchschnittlichen Zusatzbeitragssatz für das Folgejahr fest. Allerdings handelt es sich hier um eine rein statistische Größe. Der durchschnittliche, prozentuale Zusatzbeitragssatz für 2017 liegt z. B. bei 1,1 % des beitragspflichtigen Einkommens. Es gibt also Krankenkassen, die einen zusätzlichen Beitragssatz von 1,1 % von ihren Mitgliedern erheben, aber es gibt auch Krankenkassen, die keinen bzw. einen höheren oder geringeren Beitragssatz erheben.[1] Die Krankenkasse ist verpflichtet, ihren Mitgliedern den durchschnittlichen, prozentualen Zusatzbeitragssatz mitzuteilen. Erhebt eine Krankenkassen für 2017 z. B. einen Zusatzbeitragssatz von mehr als 1,1 %, muss sie ihren Versicherten darauf hinweisen, dass es eine Wechselmöglichkeit zu einer ggf. günstigeren Krankenkasse gibt. Für bestimmte Versicherte ist der durchschnittliche, prozentuale Zusatzbeitragssatz verbindlich. Zu diesen Versicherten zählen z. B. Auszubildende mit einem monatlichen Arbeitsentgelt bis 325 € und Bezieher von Arbeitslosengeld II. Das heißt, für diese Versicherte darf der von der Krankenkasse erhobene Zusatzbeitrag nicht höher sein als der für das Jahr ermittelte Durchschnittswert.
Die Versicherungsleistungen richten sich in der Regel danach, was der Versicherte benötigt (gesetzlich geregelt). Man spricht hier vom „Solidaritätsprinzip", d. h., wer mehr verdient, zahlt höhere Beiträge, die Versicherungsleistungen (s. drittes Kapitel SGB V) sind unabhängig von den Beitragszahlungen aber gleich. Für mitversicherte Familienangehörige werden keine Beiträge erhoben.

Primärkassen

Zu den Primärkassen zählen die Allgemeinen Ortskrankenkassen (AOK), die Landwirtschaftlichen Krankenkassen (LKK), die Innungskrankenkassen (IKK), die Betriebskrankenkassen (BKK) und die Knappschaft-Bahn-See (KBS).
Die Satzungen fast aller Primärkassen lassen zu, dass auch andere Personen bei diesen Krankenkassen versichert sein können, d. h., ein Versicherter einer BKK muss nicht zwingend auch Mitarbeiter des entsprechenden Betriebes sein.
Die Knappschaft-Bahn-See (KBS) ist ein Verbund aus gesetzlicher Rentenversicherung, Renten-Zusatzversicherung, Kranken- und Pflegeversicherung, der Seemannskasse und einem medizinischen Netz, das in der Sozialversicherung einen besonderen Platz einnimmt. Seit April 2007 ist die Knappschaft für alle gesetzlich Versicherten frei wählbar.
Nur die Landwirtschaftlichen Krankenkassen (LKK) sind berufsständische Krankenkassen. Hier sind selbstständige Landwirte und mitwirkende Familienangehörige pflichtversichert. Die Mitgliedschaft in einer LKK ist nicht frei wählbar.
Die Primärkassen gehören zu den gesetzlichen Krankenkassen, die für die Versicherten wegen regionaler, berufsständischer oder branchenspezifischer Zugehörigkeit in erster Linie (= primär) zuständig sind.

Ersatzkassen

In einer Ersatzkasse können sich seit Einführung der Kassenwahlfreiheit alle Personen versichern, die das Recht haben, statt einer Primärkasse eine Ersatzkasse auszuwählen (Ausnahme s. o.).
Ersatzkassen besitzen bis auf wenige Ausnahmen eine bundesweite Zuständigkeit. Deshalb weist – im Gegensatz zu den Primärkassen – die Abkürzung des Krankenkassennamens allein eindeutig auf die zuständige Ersatzkasse.
Zu den Ersatzkassen zählen die Barmer, die Deutsche Angestellten Krankenkasse (DAK), die KKH-Allianz, die Techniker Krankenkasse (TK), die hkk (Handelskrankenkasse) und die Hanseatische Krankenkasse (HEK) (Oktober 2017).
Die sechs Ersatzkassen sind im Verband der Ersatzkassen e. V. (vdek) zusammengeschlossen. Der vdek vertritt auf Bundes- und Landesebene die Interessen seiner Mitgliedskassen.

Aufgaben

1. Welche Voraussetzungen müssen erfüllt sein, damit ein Versicherter der GKV die Mitgliedschaft in seiner Krankenkasse kündigen kann?

___

___

___

[1] *Der GKV-Spitzenverband gibt eine Krankenkassenliste heraus, in der die erhobenen Zusatzbeiträge der verschiedenen Krankenkassen aufgelistet sind (URL: www.gkv-spitzenverband.de/service/versicherten_service/krankenkassenliste/krankenkassen.jsp?pageNo=8 (Datum der Recherche 21.10.2017)).*

2. Ein Versicherter der GKV kündigt am 04.09. die Mitgliedschaft bei seiner Krankenkasse. Ab wann ist der Versicherte bei der neuen Krankenkasse versichert? Geben Sie bitte ein Datum an.

____

3. Wann kann ein Versicherter der GKV von seinem Sonderkündigungsrecht Gebrauch machen?

____

4. Wodurch unterscheidet sich die Sonderkündigung von der ordentlichen Kündigung?

____

5. Wie wird man Mitglied in einer gesetzlichen Krankenkasse?

____

6. Ergänzen Sie das Schaubild zur Finanzierung der GKV.

Der Gesundheitsfonds

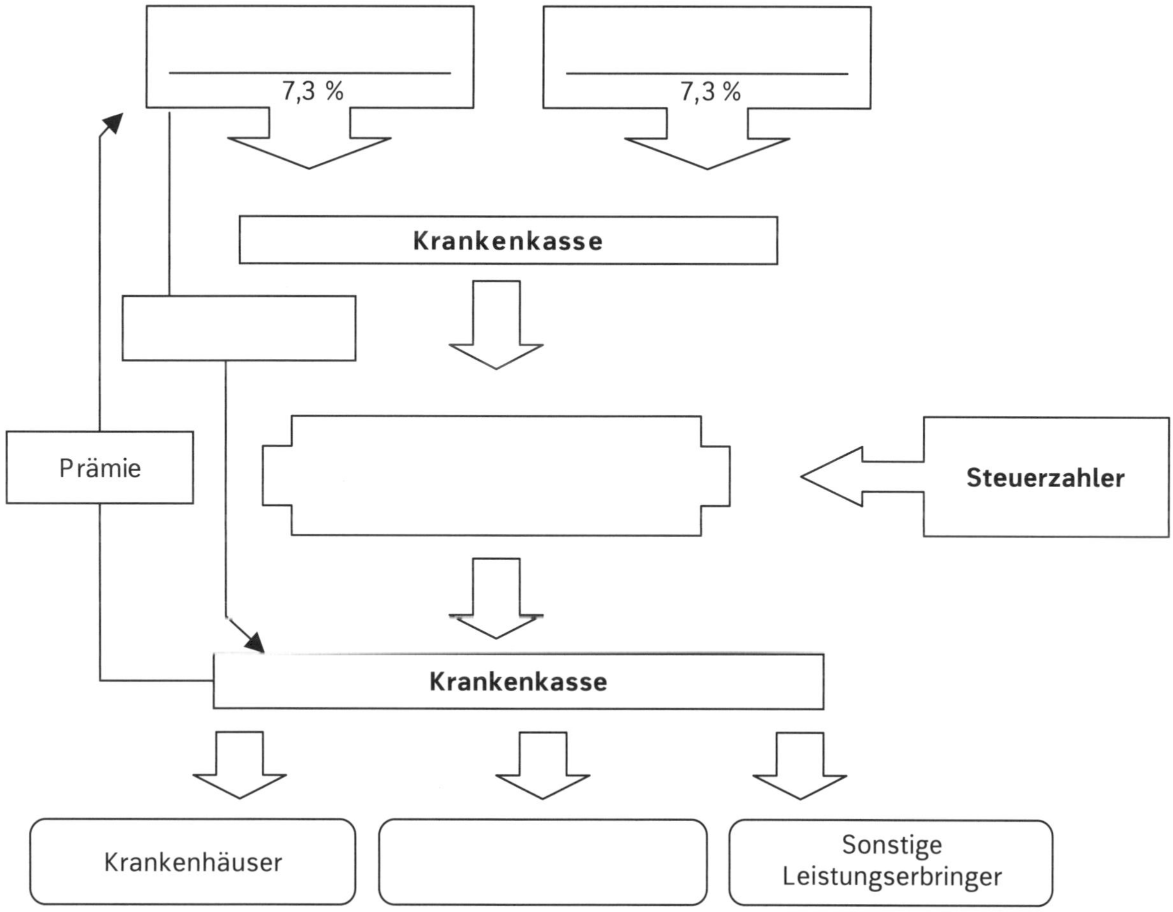

7. Die GKV folgt dem Solidaritätsprinzip. Erklären Sie, was darunter zu verstehen ist.

____

____

____

8. Nach welchen Kriterien suchen Sie sich Ihre Krankenkasse aus? Geben Sie mindestens drei Kriterien an. Nutzen Sie dazu auch das Internet, z. B. das unabhängige Informationsportal www.krankenkassen.de.

____

1.1.2 Private Krankenversicherungen

Die privaten Krankenversicherungen übernehmen Behandlungskosten von Personen, die nicht krankenversicherungspflichtig sind. In den privaten Krankenversicherungen können sich u. a. Arbeitnehmer mit einem Arbeitsentgelt über der Versicherungspflichtgrenze versichern. Träger der Privatversicherungen sind Unternehmungen, die einen Gewinn erzielen wollen. Die Beitragshöhe richtet sich deshalb, anders als bei den gesetzlichen Krankenversicherungen, nicht nach dem Einkommen des Versicherten, sondern nach dem Versicherungsrisiko (z. B. Vorerkrankungen, Alter und Geschlecht) des Versicherten sowie dem Leistungsumfang. Private Krankenversicherungsunternehmen haben im Gegensatz zu den Trägern der gesetzlichen Krankenversicherung das Recht, die Versicherung einer Person gegen Krankheit abzulehnen oder erhöhte Beiträge zu verlangen, wenn ihnen das Risiko zu groß erscheint. In der privaten Krankenversicherung spricht man von dem Äquivalenzprinzip, d. h. einem Gleichgewicht zwischen Leistung und Gegenleistung.
Anders formuliert: Je höher die Leistung, desto höher der Beitrag.
Außerdem können bei der privaten Krankenversicherung Leistungen versichert werden, die von der gesetzlichen Krankenversicherung nicht gedeckt werden, z. B. alternative Heilmethoden. Selbstverständlich bedeutet ein großer, umfassender Leistungskatalog, dass ein höherer Versicherungsbeitrag gezahlt werden muss (s. Äquivalenzprinzip).

Aufgaben

1. Die private Krankenversicherung folgt dem Äquivalenzprinzip. Erklären Sie, was darunter zu verstehen ist.

2. Unterscheiden Sie die private Krankenversicherung (PKV) hinsichtlich der Berechnung der Beitragshöhe und der Abrechnung von der GKV.

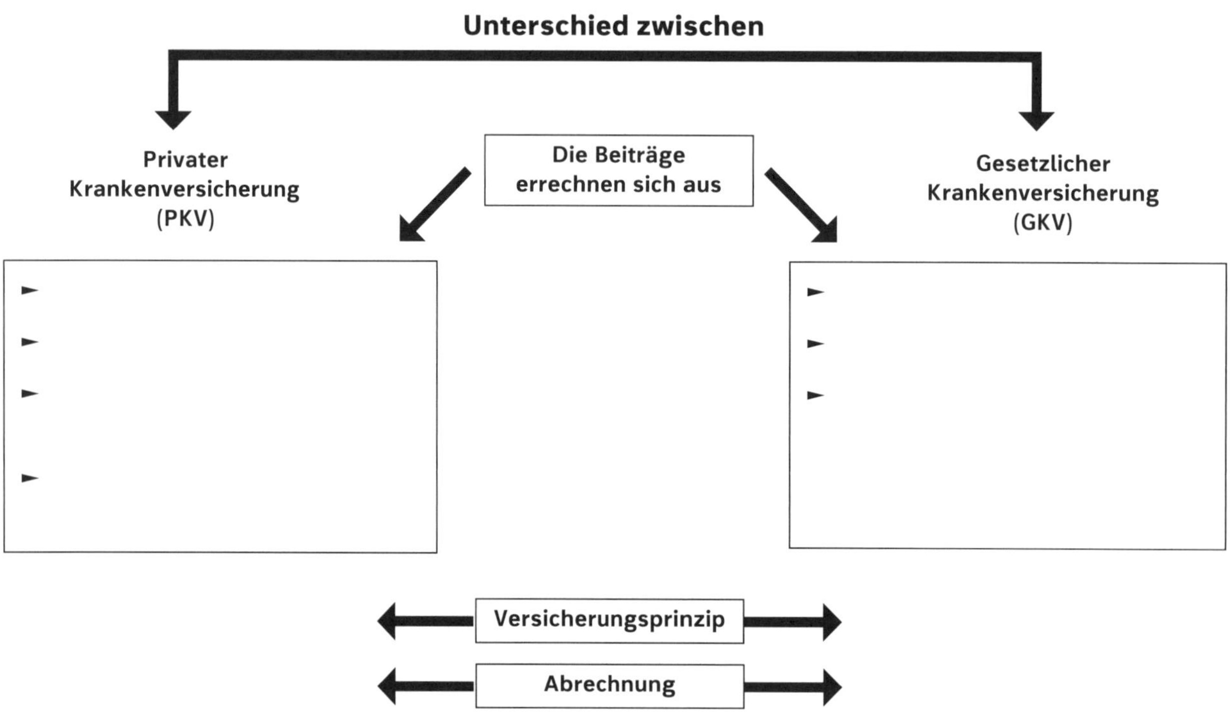

1.1.3 Sonstige Kostenträger

Neben den gesetzlichen Krankenkassen erbringen noch andere Kostenträger für bestimmte Personengruppen Leistungen im Krankheitsfall (sonstige Kostenträger).
Die Tabelle gibt eine erste Übersicht. Eine vertiefende Auseinandersetzung erfolgt in Kapitel 3 „Sonstige Kostenträger“.

Übersicht über die sonstigen Kostenträger

Berechtigter Personenkreis	Sozialhilfeempfänger	Kriegs-, Wehrdienst-, Impfgeschädigte	Bundesbahnbeamte der Beitragsklassen I, II, III	Postbeamte Gruppe A (untere Einkommensgruppen)	Polizeivollzugsbeamte der Bundespolizei (PVB)	Bundeswehrsoldaten	Ausländische Bürger, die sich nicht dauernd hier aufhalten (z. B. Touristen)	Jugendliche, die eine Beschäftigung aufnehmen wollen
Gesetzliche Grundlagen	Bundessozialhilfegesetz (BSHG)	Bundesversorgungsgesetz (BVG)	**K**rank**e**n**v**ersorgung **B**undesbahnbeamte (Vertrag mit K**B**V)	Postbeamtenkrankenkasse (PbeaKK [Vertrag mit K**B**V])	Bundesinnenministerium (Vertrag mit KBV)	Bundeswehr (BW) (Vertrag mit KBV)	Auslandsabkommen (Vertrag mit dem jeweiligen Staat)	Jugendarbeitsschutzgesetz (JArbSchG)
Leistungen	alle Leistungen der GKV	1. bei Beschädigten (MdE < 50 %) nur für anerkanntes Versorgungsleiden 2. bei Schwerbeschädigten (MdE > 50 %) alle Leistungen	(fast) wie GKV	(fast) wie GKV	Leistungen, die durch den bundespolizeiärztlichen Dienst selbst nicht erbracht werden können	Leistungen, die durch den truppenärztlichen Dienst selbst nicht erbracht werden können	ärztliche Behandlung, die sofort erforderlich ist	Erstuntersuchung, ggf. erste Nachuntersuchung und weitere Untersuchungen
Behandlungsausweis, Vordrucke	Krankenbehandlungsschein, eGK, sonst Kassenvordrucke	1. roter Bundesbehandlungsschein 2. Versichertenkarte, Kassenvordrucke	eigene Mitgliedskarte, **keine** Kassenformulare	Versichertenkarte der PBeaKK, sonst Kassenformulare	spezieller Überweisungsschein des Polizeiarztes	spezieller Überweisungsschein der BW	besonders gekennzeichneter deutscher Krankenschein - formulare	Untersuchungsberechtigungsschein
Behandlungsausweis erhältlich bei	Sozialamt, Krankenkasse	betreuender Krankenkasse	KVB	PBeaKK	Polizeiarzt	Truppenarzt	i. d. R. AOK	Einwohnermeldeamt
Abrechnungsverfahren	über KV oder direkt über Sozialamt (nach Vereinbarung)	über KV	direkt mit Versichertem	über KV	über KV	über KV	über KV	über KV oder direkt über Gewerbeaufsichtsamt
Anzuwendende Gebührenordnung	BMÄ, regional auch GOÄ	BMÄ oder EGO je nach betreuender Kasse	GOÄ	EGO	EGO	EGO	BMÄ oder EGO je nach Krankenkasse	GOÄ
Kostenträger	Städte und Gemeinden	Versorgungsämter	KVB	PBeaKK	Bund	Bund	ausländische Krankenkasse	Gewerbeaufsichtsamt

1.2 Gesetzliche und vertragliche Bestimmungen

1.2.1 Umfang der vertragsärztlichen Versorgung

Fallbeispiel

Die Auszubildende zur Medizinischen Fachangestellten, Hanna, arbeitet seit einigen Tagen in der allgemeinmedizinischen Praxis von Dr. med. A. Virus. Heute soll sie ihrer erfahrenen Kollegin Luise an der Anmeldung helfen.

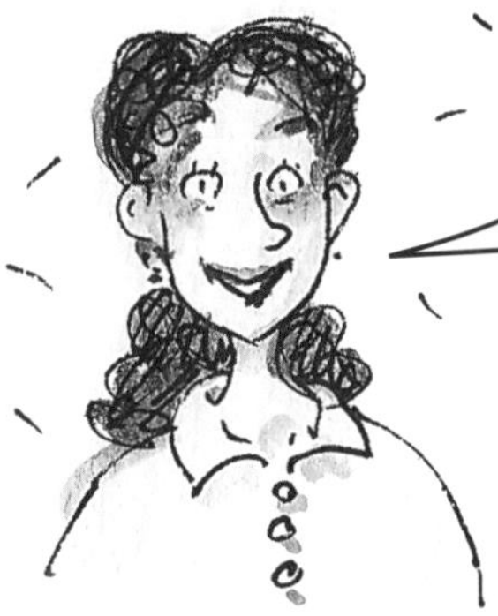
„Das ist ja einfach! Patienten begrüßen, nach der Versichertenkarte fragen, diese in das Lesegerät stecken und alle Daten des Patienten sind im Computer."

Luise wendet sich den nächsten Patienten zu.
Von Frau Schmitt verlangt Luise 5,00 €, obwohl die Patientin ihre Versichertenkarte abgegeben hat. Herrn Koch schickt sie ins Wartezimmer, ohne vorher die Krankenversicherungskarte zu fordern.
Dann kommt Herr Müller in die Praxis. Er hat eine blutende Wunde an der rechten Hand, die notdürftig verbunden ist. Er erzählt, dass er sich die Hand an der neuen Schneidemaschine in der Tischlerei, in der er arbeitet, aufgeschnitten habe.
Hanna bringt Herrn Müller sofort in das Behandlungszimmer, wo er von Dr. Virus versorgt wird.

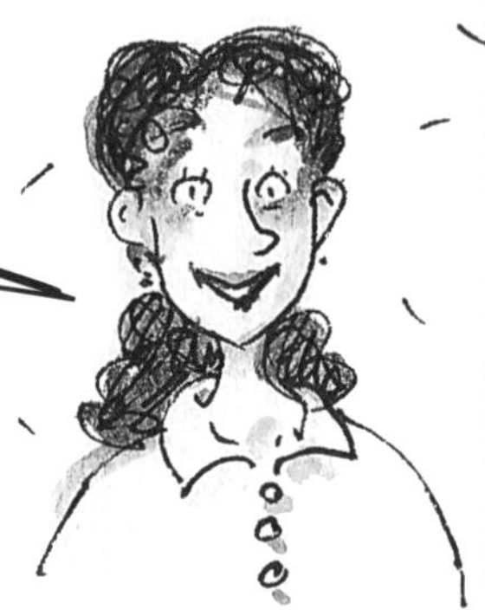
„Luise, die Chipkarte von Herrn Müller habe ich noch nicht verlangt. Aber nach der Behandlung werde ich ihn daran erinnern."

Luise erklärt Hanna, dass sie die Versichertenkarte nicht brauche. Hanna ist verunsichert. Sollte ihre erfahrene Kollegin einen Fehler gemacht haben?

Die **vertragsärztliche Versorgung** umfasst eine Vielzahl von ärztlichen Behandlungen, Maßnahmen und Verordnungen. Hier sollen nur einige aufgezählt werden: die ärztliche Heilbehandlung, ärztliche Betreuung bei Schwangerschaft, Mutterschaft, ärztliche Maßnahmen zur Früherkennung von Krankheiten sowie zur Empfängnisregelung und zum Schwangerschaftsabbruch, soweit die Leistungspflicht nicht durch gesetzliche Regelungen ausgeschlossen ist, die Verordnung von Arznei-, Verband-, Heil- und Hilfsmitteln, Krankentransporten, Krankenhausbehandlungen und die Beurteilung der Arbeitsunfähigkeit. Die oben genannten Leistungen sind im dritten Kapitel des Sozialgesetzbuches V (SGB V), der gesetzlichen Grundlage der GKV, festgeschrieben. Als vertragsärztliche Leistungen bezeichnet man demnach alle ärztlichen Behandlungen, Maßnahmen und Verordnungen, die von der gesetzlichen Krankenversicherung übernommen werden.

Leistungen, für die die gesetzlichen Krankenversicherungen nicht leistungspflichtig sind, können nur im Rahmen einer **Privatbehandlung** erbracht werden. Dies gilt u. a. für ärztliche Untersuchungen und/oder Bescheinigungen für Privatversicherungen (z. B. Lebensversicherungen) sowie Eignungs- und Tauglichkeitsuntersuchungen (z. B. zur Sporttauglichkeit). **Individuelle Gesundheitsleistungen** (IGeL), d. h. vom Patienten gewünschte sowie ärztlich vertretbare und empfohlene freie Gesundheitsleistungen, zählen ebenfalls zu den Nichtkassenleistungen.
Leistungen, für die der Träger der gesetzlichen Unfall- und Rentenversicherung zuständig ist, zählen auch nicht zur vertragsärztlichen Versorgung (z. B. Heilverfahren im Rahmen eines Arbeitsunfalls, Gutachten bzw. Rehabilitation zulasten der Rentenversicherungsträger).

Aufgaben

1. Unterscheiden Sie zwischen vertragsärztlichen Leistungen, Privatbehandlungen und Leistungen der gesetzlichen Unfall- und Rentenversicherung, indem Sie für jeden Bereich Beispiele im Schaubild zur ärztlichen Versorgung notieren. Definieren Sie dann den Begriff der „vertragsärztlichen Versorgung".

Ärztliche Versorgung
Unterschieden werden

Vertragsärztliche Versorgung	**Privatärztliche Versorgung**	**Leistungen der gesetzlichen Unfallversicherung**	**Leistungen der gesetzlichen Rentenversicherung**
z. B.	**z. B.**	**z. B.**	**z. B.**
↓	↓	↓	↓
______	______	______	______
______	______	______	______
______	______	______	______
______	______	______	______
______	______	______	______
______	______	______	______
______	______	______	______
______	______	______	______

Definition „vertragsärztliche Versorgung":

____

____

____

2. Erklären Sie der Auszubildenden Hanna, warum sich ihre Kollegin Luise in allen drei Fällen korrekt verhalten hat.

____

____

____

____

1.2.2 Beteiligte der vertragsärztlichen Versorgung

Fallbeispiel

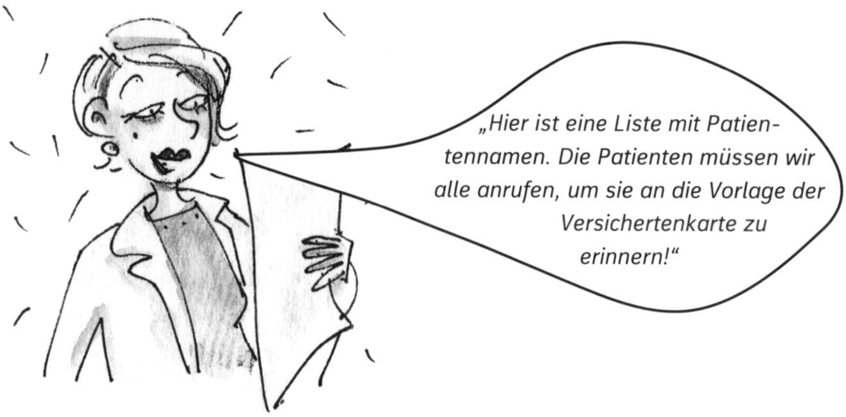
„Hier ist eine Liste mit Patientennamen. Die Patienten müssen wir alle anrufen, um sie an die Vorlage der Versichertenkarte zu erinnern!"

Da die Liste sehr lang ist, fragt sich Hanna, ob es nötig sei, alle Patienten anzumahnen. Bevor sie Luise fragen kann, wozu die Vorlage der eGK so unbedingt nötig sei, muss die Kollegin ans Telefon.

Anspruchsberechtigte der vertragsärztlichen Versorgung
Versicherte weisen durch Vorlage der elektronische Gesundheitskarte (eGK) oder eines anderen gültigen Behandlungsausweises nach, dass sie Anspruch auf vertragsärztliche Versorgung haben. Die Versicherten sind verpflichtet, die eGK bei jeder Inanspruchnahme eines Vertragsarztes mit sich zu führen (vgl. § 13 (1) BMV-Ä). Versicherte, die sich nicht mit einer eGK oder einem anderen gültigen Behandlungsausweis ausweisen, sind Privatpatienten. Der Vertragsarzt darf von einem Versicherten eine Bezahlung der erbrachten (vertragsärztlichen) Leistungen nur fordern, wenn die eGK bzw. ein anderer gültiger Behandlungsausweis bei der ersten Inanspruchnahme nicht vorliegt und nicht innerhalb einer Frist von zehn Tagen nachgereicht wird. Die Vergütung wäre zurückzuzahlen, wenn der Versicherte dem Vertragsarzt bis zum Ende des Kalendervierteljahres (Quartals) eine gültige eGK bzw. einen gültigen Behandlungsausweis vorlegt. Seit dem 01.01.2015 gilt ausnahmslos die elektronische Gesundheitskarte (eGK). Leistungen, die nicht zum Leistungskatalog der vertragsärztlichen Versorgung zählen (IGeL), müssen selbstverständlich auch vom Kassenpatienten bzw. Versicherten anderer Kostenträger privat bezahlt werden. Voraussetzung für die private Vergütung ist, dass die Versicherten vorher auf die Übernahme der Kosten hingewiesen wurden und sie ihre Zustimmung schriftlich erklärt haben. Selbstverständlich hat eine Berechnung von IGeL auf der Grundlage der GOÄ zu erfolgen.

Aufgaben

1. Erklären Sie Hanna, warum es notwendig ist, dass die Patienten ihre eGK vorlegen.

____

____

2. Welche Möglichkeiten haben Sie, wenn ein Patient seiner Verpflichtung, die eGK innerhalb von zehn Tagen vorzulegen, nicht nachkommt?

____

3. Kennen Sie Praxen, die von diesem Recht Gebrauch machen? Nennen Sie mögliche Gründe, warum Praxen auf dieses Recht verzichten.

4. Nennen Sie andere Möglichkeiten, die Zahl der arbeitsintensiven Mahnungen im Vorfeld zu vermeiden.

5. Erklären Sie, warum auch manchmal Kassenpatienten, die ihre eGK vorgelegt haben, ärztliche Maßnahmen privat bezahlen müssen.

6. Worauf müssen Sie achten, wenn Kassenpatienten „Individuelle Gesundheitsleistungen" in Anspruch nehmen?

7. Die Patientin Hermine Hell, geb. am 12.04.1980, war am 02.08. in Ihrer Praxis in Behandlung. Bis heute (01.09.) hat sie ihre eGK nicht vorgelegt. Schreiben Sie in wörtlicher Rede ein Telefonat mit der Patientin, in dem Sie die Vorlage des Versicherungsnachweises anmahnen. Beachten Sie dabei die Grundsätze für den richtigen Umgang mit dem Telefon und die Schweigepflicht. Mögliche Antworten der Patientin ergänzen Sie bitte.
Eine Frauenstimme meldet sich:
„Hell!"
„...

Teilnahme an der vertragsärztlichen Versorgung (vgl. §§ 4, 5 BMV-Ä)

Der größte Umfang der vertragsärztlichen Versorgung wird von den zugelassenen Ärzten (Vertragsärzten) erbracht. Der Vertragsarzt ist ein Arzt, der nach Eintragung in das Arztregister bei einer **K**assenärztlichen **V**ereinigung (KV) und durch Beschluss des Zulassungsausschusses zur vertragsärztlichen Versorgung zugelassen wurde. Mit der Zulassung, die an bestimmte Voraussetzungen gebunden ist, darf der Vertragsarzt die vertragsärztlichen Leistungen der Versicherten der **g**esetzlichen **K**ranken**v**ersicherung (GKV) über die zuständige KV abrechnen. Der Vertragsarzt kann sowohl in der hausärztlichen als auch in der fachärztlichen Versorgung tätig sein. Eine Sonderstellung nimmt hier der Belegarzt ein. Der Belegarzt ist ein Vertragsarzt, der berechtigt ist, seine Patienten (Belegpatienten) auch im Krankenhaus stationär zu behandeln. Er erhält dafür keine Vergütung vom Krankenhaus, sondern rechnet selbst über die zuständige KV ab. Der Belegarzt hat demnach neben seiner vertragsärztlichen Praxis eine bestimmte Anzahl von (Beleg-)Betten in einem Krankenhaus angemietet und ist somit sowohl ambulant als auch stationär selbstständig tätig.

Im Gegensatz zum Vertragsarzt kann der Privatarzt, der nach der Approbation in seiner eigenen Praxis freiberuflich tätig ist, ausschließlich Privatpatienten behandeln. Er ist nicht berechtigt, Kassenpatienten über die KV abzurechnen.

Kann die vertragsärztliche Versorgung z. B. nicht allein durch die Vertragsärzte sichergestellt werden, können Zulassungsausschüsse geeignete Ärzte zur Erbringung genau definierter Leistungen ermächtigen. Diese ermächtigten Ärzte nehmen in begrenztem Umfang an der vertragsärztlichen Versorgung teil, d. h., sie sind berechtigt, ausschließlich bestimmte Leistungen bei Versicherten der GKV über die zuständige KV abzurechnen. Ermächtigte Ärzte dürfen von GKV-Patienten nur mit einer Überweisung (Muster 6) aufgesucht werden.

Aufgaben

1. Erklären Sie die Begriffe „Vertragsarzt", „Belegarzt", „ermächtigter Arzt" sowie „Privatarzt" und tragen Sie Ihre Erklärungen in die Tabelle ein.

2. Erklären Sie die Begriffe „Approbation", „Promotion" und „Dissertation" und notieren Sie Ihre Ergebnisse in der Tabelle. Für diese Aufgabe müssen Sie Ihr Vorwissen aktivieren oder entsprechende Literatur verwenden.

Grundbegriffe in der vertragsärztlichen Versorgung

Begriff	Erklärung
Vertragsarzt	
Belegarzt	
Ermächtigter Arzt	
Privatarzt	
Approbation	
Promotion	
Dissertation	

3. Erklären Sie, warum jeder Vertragsarzt auch ein Privatarzt, aber nicht jeder Privatarzt auch ein Vertragsarzt ist.

____

____

____

____

Arztnummernsystematik

Jeder Arzt, der an der vertragsärztlichen Versorgung teilnimmt, hat seit dem 01.07.2008 eine lebenslange Arztnummer (LANR) und eine Betriebsstättennummer (BSNR). Da Vertragsärzte nicht nur in ihrer eigenen Praxis selbstständig tätig sein können, sondern zusätzlich z. B. als angestellte Ärzte in einem Medizinischen Versorgungszentrum (MVZ) praktizieren können, wird über diese beiden Arztnummern sichergestellt, dass jederzeit nachvollziehbar ist, wer wo welche Leistungen erbracht und/oder abgerechnet hat.

Beide Arztnummern sind jeweils 9-stellig. Die LANR erhält der Arzt – wie der Name sagt – lebenslang. Die ausgewählten Nummern sind beliebig. Das heißt, weder der KV-Bezirk noch andere persönliche Daten werden über diese Nummer verschlüsselt. Nur die beiden letzten Stellen identifizieren das Fachgebiet des Arztes. Mithilfe der LANR kann rekonstruiert werden, welcher Arzt die Verordnung ausgestellt bzw. die Leistung erbracht hat.

Die BSNR identifiziert nicht einen einzelnen Arzt, sondern den Ort der ärztlichen Tätigkeit, z. B. die Vertragsarztpraxis oder das MVZ. Die BSNR verschlüsselt über die ersten Ziffern die zuständige KV, in deren Zuständigkeitsbereich die Praxis bzw. das MVZ tätig ist. Die Folgeziffern identifizieren das Fachgebiet und die letzten Ziffern stehen für den Tätigkeitsort, d. h. die Praxis bzw. das MVZ.

Arztnummernsystematik

Lebenslange Arztnummer (LANR)
Gibt an, welcher Arzt die Verordnung und/oder ärztliche Leistung erbracht hat.

Betriebsstättennummer (BSNR)
Gibt an, an welchem Ort die Verordnung und/ oder ärztliche Leistung erbracht wurde.

1.2.3 Die Verträge und Gebührenordnungen in der Praxis

Im Bereich der vertragsärztlichen Versorgung stehen sich Patient, Arzt und Krankenkasse mit unterschiedlichen Interessen gegenüber. Auf der einen Seite wird wirtschaftliches (sparsames) Arbeiten gefordert, auf der anderen Seite eine optimale ärztliche Versorgung unter Ausschöpfung aller medizinisch-technischen Möglichkeiten. Um die unterschiedlichen Interessen aufeinander abzustimmen, existieren bestimmte Verträge. Diese regeln zum einen die ärztliche Versorgung durch den zugelassenen Arzt. Weiterhin beschreiben sie Rechte und Pflichten von Arzt, Patient, Krankenkasse und Kassenärztlicher Vereinigung. Ein wichtiger Vertrag ist der Bundesmantelvertrag Ärzte (BMV-Ä). Der BMV-Ä wird zwischen der Kassenärztlichen Bundesvereinigung (KBV) und den GKV-Spitzenverbänden ausgehandelt. Nur für die Bundesknappschaft besteht ein eigener Vertrag. Der BMV-Ä beinhaltet u. a. die Vordruckvereinbarungen, hier ist z. B. festgeschrieben, wie die Vordrucke ausgefüllt werden müssen und welche Leistungen zur vertragsärztlichen Versorgung gehören (Inhalt und Umfang der vertragsärztlichen Versorgung). Dieser auf Bundesebene abgeschlossene Vertrag wird durch Gesamtverträge auf Landesebene ergänzt. Die Wahrung der vertragsärztlichen Rechte gegenüber den Krankenkassen erfolgt hauptsächlich durch Abschluss der Gesamtverträge und hier insbesondere durch die Vereinbarung einer Gesamtvergütung für die vertragsärztliche Versorgung. Die Gesamtverträge zwischen der KV und den Landesverbänden der Krankenkassen regeln also in der Hauptsache das Vergütungssystem und die Vergütungshöhe.

Während der Arzt früher mit jedem Patienten ein unterschiedliches Honorar vereinbaren konnte, existieren heute Gebührenordnungen, die alle Leistungen enthalten, die der Arzt abrechnen darf (rechtliche Abrechnungsgrundlage). Ähnlich wie bei den Verträgen existieren für die Primär- und Ersatzkassen wiederum zwei verschiedene Gebührenordnungen: die Ersatzkassengebührenordnung (E-GO) und der Bewertungsmaßstab für Ärzte (BMÄ). Um die Abrechnung einheitlicher zu gestalten, wurde 1978 der Einheitliche Bewertungsmaßstab (EBM) eingeführt. Dieser bildet die Grundlage für die Vergütung der vertragsärztlichen Leistungen und beinhaltet den BMÄ und die E-GO. Für die privaten Krankenkassen gibt es eine dritte Gebührenordnung. Sie heißt Gebührenordnung für Ärzte (GOÄ). Die gesetzliche Grundlage für Verträge und Gebührenordnungen bildet das vom Staat beschlossene Sozialgesetzbuch.

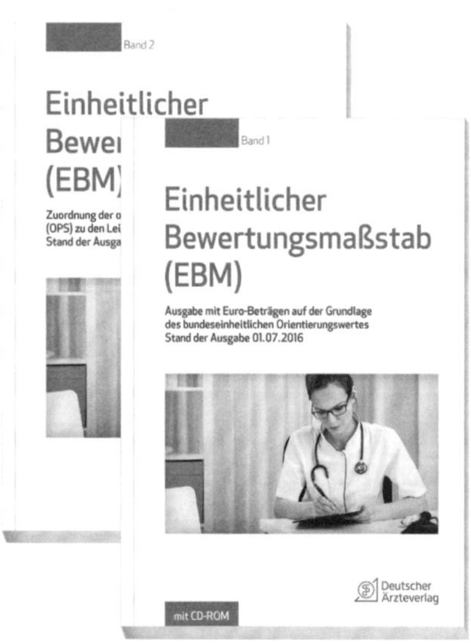

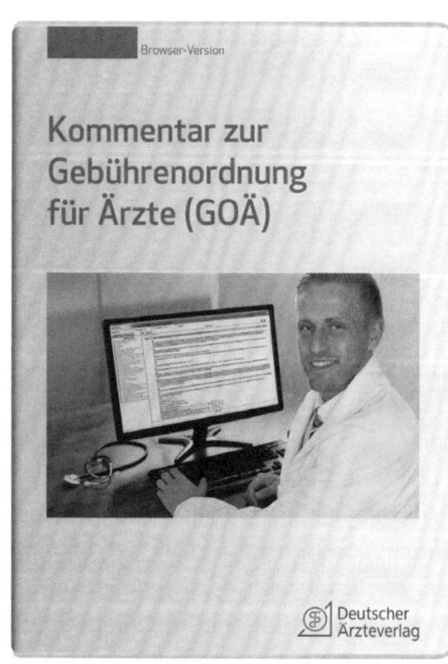

Aufgaben

1. Welche Verträge werden im Text genannt? Welche Parteien waren an der Aushandlung der Verträge beteiligt? Was wird durch die Verträge geregelt? Unterstreichen Sie die entsprechenden Antworten im Text.

2. Welche Gebührenordnungen gibt es in der Praxis und für welche Krankenkassen sind sie die Abrechnungsgrundlage? Unterstreichen Sie die Antworten im Text.

3. Ergänzen Sie die Kästchen des unten aufgeführten Schemas.

Verträge und Gebührenordnungen in der Praxis

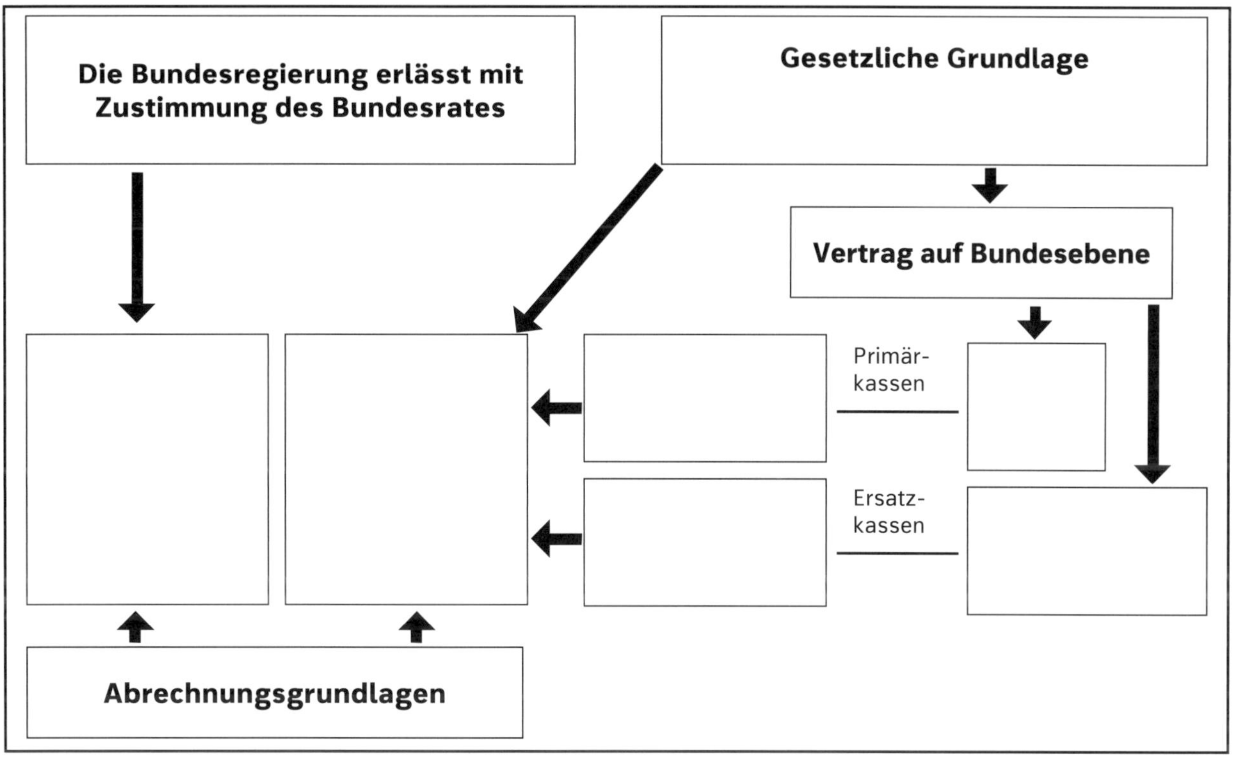

1.3 Versicherte, Beiträge und Abrechnungswege

1.3.1 Aufbau und Gliederung der Kassenärztlichen Vereinigung

Die Kassenärztliche Bundesvereinigung (KBV) mit Sitz in Berlin hat den Status einer Körperschaft des öffentlichen Rechts, wobei nicht die einzelnen Vertragsärzte ihre Mitglieder sind, sondern die 17 Kassenärztlichen Vereinigungen der Länder (§ 77 Abs. 4 SGB V). Die Rechtsaufsicht über die KBV führt der Bundesminister für Gesundheit.

Die Vertragsärzte eines jeden Landes bilden die Kassenärztliche Vereinigung (KV), um die ihnen vom Staat durch das SGB V übertragenen Aufgaben zu erfüllen. Jeder rechtswirksam zugelassene Arzt (Vertragsarzt) ist daher ordentliches Mitglied der für seinen Vertragsarztsitz (Ort der Niederlassung als Arzt) zuständigen KV. Die Mitgliedschaft eines Vertragsarztes in seiner KV wird einerseits begründet durch die Eintragung ins Arztregister der für seinen Wohnort zuständigen KV (vgl. Zulassungsverordnung für Vertragsärzte) und andererseits durch den Beschluss des Zulassungsausschusses über die Zulassung als Vertragsarzt für den vom Arzt beantragten Vertragsarztsitz. Außerordentliches Mitglied wird der

Arzt bereits mit der Eintragung in das Arztregister (s. o.). Diese Mitgliedschaft begründet jedoch nicht das Recht und die Pflicht zur Teilnahme an der vertragsärztlichen Versorgung.

Der Aufgabenbereich der KBV umfasst insbesondere die Vertretung der Belange der Vertragsärzte bei Gesetzgebungsverfahren gegenüber der Bundesregierung und die Abschlüsse der Verträge mit den Kostenträgern. Die wichtigsten Verträge sind hier der Bundesmantelvertrag Ärzte (§ 82 SGB V), Verträge mit der Bundesknappschaft (§ 82 SGB V), Verträge mit sonstigen Kostenträgern, z. B. der Postbeamtenkrankenkasse und der Bundeswehr, sowie die Vereinbarung des Einheitlichen Bewertungsmaßstabes (EBM) und dessen Umsetzung in Vertragsgebührenordnungen (§ 82 und § 87 SGB V).

Die Aufgaben der KVen lassen sich in drei Bereiche gliedern: den Gewährleistungsauftrag, den Sicherstellungsauftrag und die Interessenwahrung. Zum Gewährleistungsauftrag gehören die Überprüfung der Rechtmäßigkeit und Richtigkeit der Abrechnung der Ärzte, die Gewährleistung einer wirtschaftlichen Behandlungs- und Verordnungsweise und die Erteilung der Erlaubnis zur Erbringung und Abrechnung von Leistungen, für die ein besonderer Qualifikationsnachweis vorzulegen ist, z. B. für Röntgen-, Sonografie- oder Zytologieleistungen. Zur Erfüllung der Pflichten können die KVen die Vertragsärzte unter Anwendung von Disziplinarmaßnahmen, z. B. Verwarnung, Geldbuße, Entzug der Zulassung, anhalten. Der Sicherstellungsauftrag umfasst u. a. die Sicherstellung einer ausreichenden Versorgung der Patienten einschließlich des Notdienstes. Zur Interessenwahrung zählt u. a. die Vertretung gegenüber den Krankenkassen, d. h., die KVen sollen Interessensgegensätze ausgleichen und eine Schutzfunktion für den Vertragsarzt wahrnehmen.

Aufgaben

1. Wie heißt die Bundesministerin bzw. der Bundesminister für Gesundheit und welcher Partei gehört sie/er an?

   ____

   Unterstreichen Sie die Antworten zu den Aufgaben 2 bis 5 im Text.

2. Wo hat die KBV ihren Sitz?
3. Wer ist ordentliches Mitglied in der KV?
4. Welche Aufgaben hat die KBV?
5. Welche Aufgaben hat die KV?
6. Ergänzen Sie das Schaubild zur Gliederung der KV. Notieren Sie die für Ihre Ausbildungspraxis zuständige KV auf Landesebene und die Bezirksstelle im entsprechenden Kästchen.

Gliederung der Kassenärztlichen Vereinigung

Kassenärztliche Bundesvereinigung
KBV

Kassenärztliche Vereinigungen auf Landesebene
zuständige KV: ______________________

Bezirks-, Verwaltungs- und Abrechnungsstellen
zuständige Bezirksstelle: ______________________

1.3.2 Beziehungen in der vertragsärztlichen Versorgung

Aufgaben

1. Füllen Sie das Schaubild zu den Beziehungen in der vertragsärztlichen Versorgung aus.

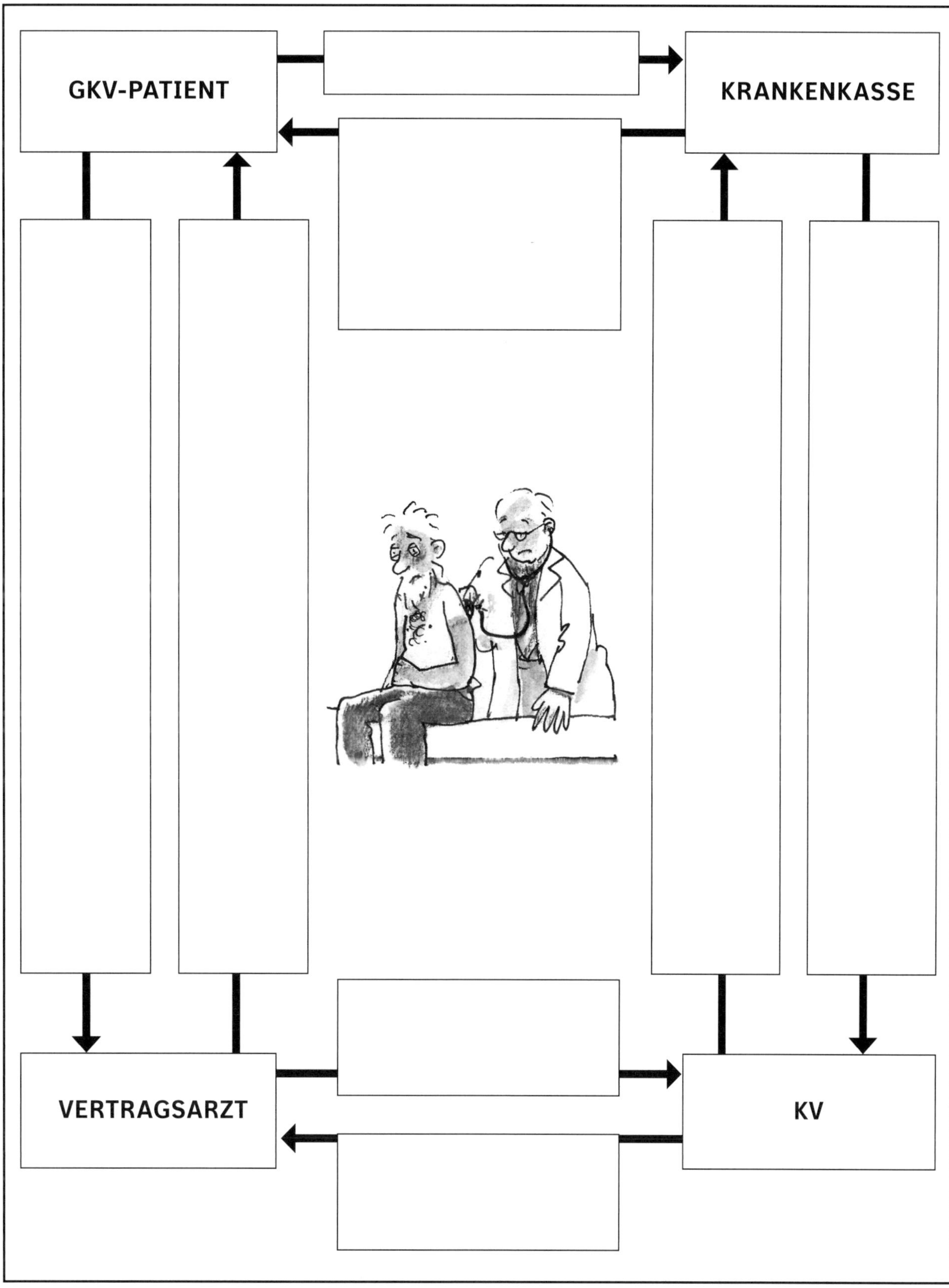

1.4 Prüfungswissen: Vertragsärztliche Versorgung

	Punkte
Aufgabe 1: (2 Punkte) Erklären Sie, was „Approbation“ bedeutet. Approbation:	
Aufgabe 2: (2 Punkte) Erklären Sie, was „Promotion“ bedeutet. Promotion:	
Aufgabe 3: (6 Punkte) Erklären Sie stichwortartig die Begriffe. Vertragsarzt = Privatarzt = Belegarzt =	
Aufgabe 4: (2 Punkte) Welche KV ist auf Landesebene und welche auf Bezirksstellenebene für Ihre Ausbildungspraxis zuständig?	
Aufgabe 5: (3 Punkte) Welche Beziehungen bestehen zwischen dem Vertragsarzt und der KV in Bezug auf die Abrechnung?	
Aufgabe 6: (2 Punkte) Wer ist ordentliches Mitglied der Kassenärztlichen Vereinigung (des Bundeslandes)?	
Aufgabe 7: (2 Punkte) Formulieren Sie die Abkürzung aus. KBV:	
Aufgabe 8: (4 Punkte) Nennen Sie zwei Aufgaben der KV, die unter den Gewährleistungsauftrag fallen. – –	
Aufgabe 9: (1 Punkt) Die Rechtsgrundlage der GKV ist das ... ❑ Sozialgesetzbuch, 3. Buch (SGB III) ❑ Sozialgesetzbuch, 5. Buch (SGB V) ❑ Sozialgesetzbuch, 6. Buch (SGB VI) ❑ Sozialgesetzbuch, 7. Buch (SGB VII) ❑ Sozialgesetzbuch, 11. Buch (SGB XI)	
Summe	

Übertrag	

Aufgabe 10: (2 Punkte) Formulieren Sie die genannte Abkürzungen aus: BMV-Ä:	
Aufgabe 11: (2 Punkte) Nennen Sie zwei wesentliche Inhalte des BMV-Ä – –	
Aufgabe 12: (2 Punkte) Welche beiden Personengruppen sind als Familienversicherte in der GKV versichert?	
Aufgabe 13: (2 Punkte) Wie belegt ein Patient der GKV seinen Anspruch auf vertragsärztliche Behandlung?	
Aufgabe 14: (3 Punkte) Nennen Sie drei Personengruppen, die in der GKV pflichtversichert sind. – – –	
Aufgabe 15: (2 Punkte) Nennen Sie eine Personengruppe, die sich freiwillig in der GKV versichern lassen kann.	
Aufgabe 16: (2 Punkte) Welche Verträge bilden die Rechtsgrundlage für die Arbeit des Vertragsarztes? ❑ Arbeitsverträge ❑ Bundesmantelvertrag ❑ Gesamtverträge ❑ Kassenverträge ❑ Manteltarifverträge ❑ Tarifverträge	
Aufgabe 17: (6 Punkte) Nennen Sie die Gebührenordnung für Primärkassen, für Ersatzkassen und für private Krankenversicherungen (keine Abkürzungen).	
Aufgabe 18: (2 Punkte) Nennen Sie zwei vertragsärztliche Leistungen.	
Summe	

Übertrag	

Aufgabe 19: (2 Punkte)

Welche Aussagen sind richtig?

Patienten der GKV, die ihre eGK nicht vorlegen können, ...

- ❑ sind Privatpatienten.
- ❑ sind verpflichtet, die eGK innerhalb von zehn Tagen nachzureichen.
- ❑ dürfen nicht behandelt werden.
- ❑ werden ohne Vorlage der eGK über die genannte Krankenkasse abgerechnet.
- ❑ müssen einen bestimmten Geldbetrag als Vorleistung hinterlegen.

Aufgabe 20: (3 Punkte)

Nennen Sie drei Krankenkassen, die man zu den Primärkassen zählt (Abkürzungen).

Aufgabe 21: (1 Punkt)

Die DAK ist eine ...

- ❑ Allgemeine Ortskrankenkasse
- ❑ Ersatzkrankenkasse
- ❑ Betriebskrankenkasse
- ❑ Innungskrankenkasse

Aufgabe 22: (1 Punkt)

Welche Aussage ist richtig?

- ❑ IGeL sind Leistungen, die nicht zum Leistungskatalog der vertragsärztlichen Versorgung gehören.
- ❑ IGeL sind Leistungen, die zum Leistungskatalog der vertragsärztlichen Versorgung gehören.
- ❑ IGeL sind Leistungen, die ausschließlich über die gesetzliche Unfallversicherung abgerechnet werden müssen.
- ❑ Keine der o. g. Antworten ist richtig.

Aufgabe 23: (5 Punkte)

Erklären Sie, was man bei der privaten Krankenversicherung unter dem „Äquivalenzprinzip" versteht.

Aufgabe 24: (1 Punkt)

Für Familienmitglieder der GKV muss monatlich ein Betrag von ... gezahlt werden.

- ❑ 00,00 € monatlich für alle Familienangehörigen
- ❑ 00,00 € monatlich nur für Kinder
- ❑ 50,00 € monatlich für jeden Familienangehörigen
- ❑ 50,00 € monatlich nur für Kinder

Aufgabe 25: (1 Punkt)

Wie wird man Mitglied in einer Ersatzkasse?

- ❑ Eine andere Kasse lehnt die Mitgliedschaft ab.
- ❑ Durch Antragstellung des Arbeitnehmers bei der Ersatzkasse.
- ❑ Die Mitgliedschaft entsteht automatisch durch das Sozialgesetzbuch.
- ❑ Die Mitgliedschaft entsteht automatisch durch die Ärztekammer.
- ❑ Die Mitgliedschaft entsteht automatisch durch das Personalbüro bzw. den Steuerberater des Arbeitgebers.

Gesamtsumme	

2 Vordruckvereinbarungen und Vordrucke

2.1 Allgemeine Bestimmungen der Vordruckvereinbarungen

Fallbeispiel

Frau Hannelore Kleinschmidt betritt die Praxis. Sie war in diesem Quartal schon einmal in Behandlung bei Dr. Virus, hat aber bei ihrem letzten Besuch vergessen, sich ein Wiederholungsrezept über ihr Bluthochdruckmedikament ausstellen zu lassen. Luise notiert das Anliegen der Patientin und bittet sie, sich noch einen Moment ins Wartezimmer zu setzen.

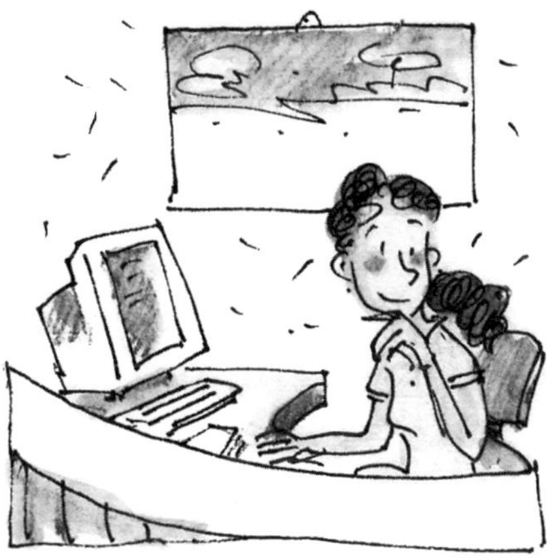

Zielsicher greift die erfahrene Kollegin nach dem Rezeptvordruck, füllt diesen aus und legt ihn mit der Karteikarte der Patientin an die Anmeldung. Wenige Minuten später kommt Dr. Virus an die Anmeldung und unterschreibt das Rezept.

Nachdem Frau Kleinschmidt die Praxis verlassen hat, fragt sich Hanna, ob es nicht zeitsparender wäre, wenn die Formulare schon vor dem Ausfüllen von Dr. Virus unterschrieben worden wären, dann bräuchten die Patienten nicht so lange zu warten. Gar nicht auszudenken, wenn Dr. Virus zu dieser Zeit auf einem Hausbesuch wäre!

Da Luise gerade mit einem Patienten telefoniert, kann Hanna ihren Verbesserungsvorschlag nicht anbringen.

Hannas Blick schweift über die Formulare und ihr ist etwas mulmig, da es so unendlich viele verschiedene Vordrucke gibt. Ob sie diese jemals alle richtig ausfüllen kann?

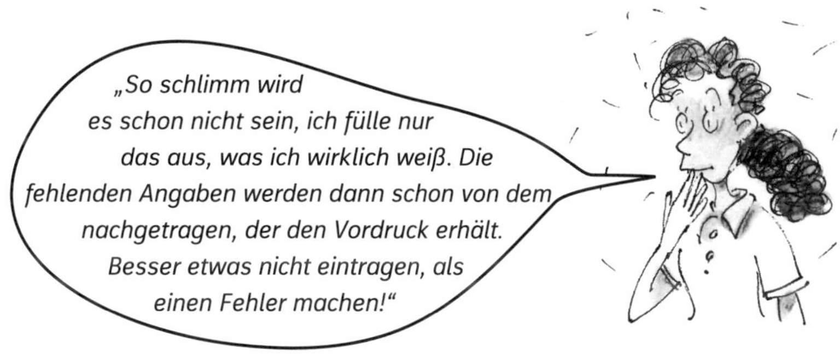

Hanna wird von Dr. Virus aus ihren Gedanken gerissen. Herr Anton Bauer, ein Privatpatient, benötigt eine Überweisung zum Radiologen. Hanna nimmt einen Überweisungsvordruck (Muster 6) und beginnt, diesen auszufüllen ...

Aufgaben

1. Nehmen Sie Stellung zu Hannas Verhalten. Nennen Sie die Fehler, die Hanna in diesem Beispiel unterlaufen sind.

2. Lesen Sie den Informationstext zum Bezug der Praxisformulare und beantworten Sie: Über wen werden wann und wie im Regelfall die Praxisformulare bezogen? Welche Ausnahmen sind zu beachten? Wer trägt die Herstellungskosten für die Praxisformulare? Notieren Sie Ihre Antworten im folgenden Schaubild.

Bezug der Praxisformulare

Fast alle Praxisformulare werden über einen Formularbestellschein vierteljährlich von der Bezirksstelle der KV mit den Unterlagen zur Quartalsabrechnung bezogen. Nur wenige Vordrucke werden von den Praxen selbstständig bei bestimmten Fachverlagen bezogen. Zu diesen Vordrucken zählt das Arzneiverordnungsblatt (Muster 16). Die KVN Bezirksstelle Aurich bietet den Praxen seit 01.10.2017 die Möglichkeit, alle benötigten Formulare direkt per Fax beim Paul Albrechts Verlag zu bestellen. Hier sollte auf regionale Besonderheiten geachtet werden. Die Kosten für dieses Formular – wie auch die Kosten der anderen Praxisformulare – tragen die gesetzlichen Krankenkassen. Daraus ergibt sich, dass die Vordrucke ausschließlich für die vertragsärztliche Versorgung zu verwenden sind. Der Vertragsarzt kann den Aufdruck des Vertragsarztstempels auf das Arzneiverordnungsblatt (Muster 16) durch den Fachverlag vornehmen lassen. Die Kosten für den Aufdruck des Vertragsarztstempels sind dann vom Vertragsarzt zu tragen. Da mittlerweile alle Arztpraxen über EDV verfügen, wird i. d. R. der Vertragsarztstempel direkt durch die EDV aufgedruckt, was auch das manuelle Stempeln der Formulare überflüssig macht. Das Betäubungsmittelrezept (BtM-Rezept) muss von dem Vertragsarzt beim Bundesinstitut für Arzneimittel und Medizinprodukte, Bundesopiumstelle, in Bonn schriftlich (Brief oder Fax) bestellt werden, da über das BtM-Rezept Arzneimittel bezogen werden, die ein hohes Abhängigkeits- und Missbrauchspotenzial haben.

Vordruckvereinbarungen und Vordrucke
Allgemeine Bestimmungen der Vordruckvereinbarungen

↓

Praxisformulare
= Formulare, die der Vertragsarzt in der Praxis vorrätig hat

↓ Bezugsquelle	↓ Bestellzeitpunkt und Bestellweg	↓ Ausnahmen
____________________	____________________	____________________
____________________	____________________	____________________
____________________	____________________	____________________
____________________	____________________	____________________

Die Herstellungskosten der Praxisformulare bzw. das Sicherheitspapier der **Blankoformularbedruckung**

____

____

Informationstext: Blankoformularbedruckung
Immer mehr Praxen gehen dazu über, auf die verschiedenfarbigen Vordrucke zugunsten der Blankoformularbedruckung zu verzichten. Bei der Blankoformularbedruckung werden die Formulare mit einem Laserdrucker auf Sicherheitspapier gedruckt. Die Praxisverwaltungssoftware überträgt das vorgegebene Formularlayout mit dem entsprechenden variablen Formularinhalt auf dieses Sicherheitspapier (DIN A4 und DIN A5). Informationen zu Änderungen an den Formularen werden von der KBV an die Software-Unternehmen weitergegeben, damit diese die Änderungen in der Arztsoftware vornehmen können.
Die Teilnahme an dieser Form der Vordruck-Verwendung ist freiwillig, allerdings an die Verwendung einer von der KBV zertifizierten Software gebunden.
Einzelheiten zur Verwendung der Blankoformularbedruckung sind in der „Vereinbarung über den Einsatz des Blankoformularbedruckungs-Verfahrens zur Herstellung und Bedruckung von Vordrucken für die vertragsärztliche Versorgung-Vordruck-Vereinbarung Blankoformularbedruckung“ geregelt.
Vorteilhaft ist dieses Verfahren, weil es nicht mit einem geräuschvollen Nadeldrucker, sondern dem geräuscharmen Laserdrucker arbeitet, da Durchschläge von Vordrucken als Zweit- oder Drittausdruck auf das Sicherheitspapier erfolgen. Weiterhin müssen nicht verschiedene Vordrucke, sondern ausschließlich das Sicherheitspapier in zwei Größen (DIN A4 und DIN A5) gelagert werden.
Das Arzneiverordnungsblatt (Muster 16) darf allerdings nicht über das Sicherheitspapier ausgedruckt werden. Hier muss aus Sicherheitsgründen das Originalformular verwendet werden. Der Abrechnungsschein (Muster 5) muss im Zusammenhang mit dem Ersatzverfahren ebenfalls im Original mit den Unterlagen der Quartalsabrechnung eingereicht werden.
Das Sicherheitspapier wird über die zuständige Bezirksstelle der Kassenärztlichen Vereinigung bezogen.
Es darf nur im Rahmen der vertragsärztlichen Tätigkeit verwendet werden, ein anderer Einsatz, z. B. als Briefpapier, ist nicht zulässig. Die Kosten für das Sicherheitspapier übernimmt die gesetzliche Krankenversicherung.

Neben der herkömmlichen Bedruckung der Formulare und der Blankoformularbedruckung gibt es für ausgewählte Formulare die Möglichkeit der digitalen Nutzung, z. B. seit dem 01.07.2017 für die Laborüberweisung nach Muster 10 und ab dem 01.04.2018 für den Anforderungsschein für Laboruntersuchungen bei der Laborgemeinschaft (Muster 10A) sowie für die Überweisung nach Muster 6, wenn die Durchführung der Leistung durch den zugezogenen Arzt ohne Arzt-Patienten-Kontakt erbracht werden kann.

3. Erklären Sie Hanna, warum sie die Vordrucke bzw. das Sicherheitspapier der vertragsärztlichen Versorgung nicht für Privatpatienten verwenden darf.

____

____

____

Auszug aus den Erläuterungen zur Vordruckvereinbarung[1]

1. Die Vordrucke für die vertragsärztliche Versorgung gelten inhaltlich und auch in der Gestaltung einheitlich im gesamten Bundesgebiet. Der Vertragsarzt darf nur solche Vordrucke verwenden, die ihm von seiner Kassenärztlichen Vereinigung oder von sonst autorisierten Stellen zur Verfügung gestellt worden sind.
2. Ganz besonders wird darauf hingewiesen, dass alle Vordrucke erst nach ihrer Ausfüllung – nicht blanko – unterschrieben werden dürfen.
3. Die Weitergabe von Vordrucken an Nichtvertragsärzte und andere Personen sowie die Verwendung in der Privatpraxis sind unstatthaft.
4. Die zur Durchführung der vertragsärztlichen Versorgung erforderlichen Vordrucke sind so sorgfältig aufzubewahren, dass eine missbräuchliche Verwendung ausgeschlossen ist. Der Vertragsarzt haftet für schuldhafte Verletzung seiner Sorgfaltspflicht.
5. Die Vordrucke sind vollständig, sorgfältig und leserlich auszufüllen, vom Vertragsarzt mit dem Vertragsarztstempel zu versehen und persönlich zu unterzeichnen. Die persönliche Unterschrift des abrechnenden Arztes auf den Abrechnungsscheinen kann entfallen, wenn an ihrer Stelle eine [...] Sammelerklärung abgegeben wird. Bei der Ausstellung der Vordrucke kann auf die Verwendung des Vertragsarztstempels verzichtet werden, wenn dessen Inhalt [...] bereits eingedruckt ist. Bei der Abrechnung vertragsärztlicher Leistungen kann auf den [...] Vordrucken, wenn die Erstellung [...] mittels EDV erfolgt, der Inhalt des Vertragsarztstempels [...] eingedruckt werden. [...] Auch bei Ausfüllung der Vordrucke mittels EDV hat die Beschriftung zeilen- und spaltengerecht zu erfolgen, wobei geringfügige Abweichungen hinsichtlich der Zeilengenauigkeit toleriert werden.
6. Wird die elektronische Gesundheitskarte vorgelegt, überträgt der Arzt die Daten maschinell auf die Vordrucke für die vertragsärztliche Versorgung unter Verwendung eines Kartenterminals sowie in Verbindung mit seiner Praxis-EDV. Bei Hausbesuchen füllt der Arzt das Personalienfeld manuell aus, wenn ihm keine entsprechend vorbereiteten Vordrucke vorliegen.
7. [...]
8. Bei Arbeitsunfällen, Berufskrankheiten und Schülerunfällen können nur die Muster 1 (Arbeitsunfähigkeitsbescheinigung), 4 (Verordnung einer Krankenbeförderung) und 16 (Arzneiverordnungsblatt) verwendet werden. Das Ankreuzfeld „Unfall/Unfallfolgen“ ist nicht bei Arbeitsunfällen, Berufskrankheiten usw. zu verwenden, sondern nur bei sonstigen Unfällen (z. B. Haus-, Sport-, Verkehrsunfällen).
9. Die Vordrucke sind jeweils unten rechts nummeriert, wobei zusätzlich der Monat und das Jahr ihrer Einführung bzw. ihrer letzten Änderung angegeben sind.
10. Auskünfte, Bescheinigungen, Zeugnisse, Berichte und Gutachten auf besonderes Verlangen der Krankenkassen bzw. des Medizinischen Dienstes sind – sofern keine gesonderten Regelungen bestehen – nur nach den Leistungspositionen [...], die auf den vereinbarten Vordrucken angegeben sind, [berechnungsfähig].
11. Für die Beantwortung von Kassenanfragen (Muster 50, 51, 52, 53) ist dem Arzt von der Krankenkasse grundsätzlich ein Freiumschlag beizulegen. Der Versand dieser Anfragen und der Rückantwort kann auch unter Wahrung der datenschutzrechtlichen Bestimmungen mittels Telefax erfolgen. In diesem Falle entfällt die Verpflichtung der Krankenkasse, einen Freiumschlag beizufügen.

[1] *Kassenärztliche Bundesvereinigung (Hrsg.): Erläuterungen zur Vereinbarung über Vordrucke für die vertragsärztliche Versorgung. Stand: Oktober 2017, S. 5–6 URL: www.kbv.de/media/sp/02_Erlaeuterungen.pdf [09.10.2017]*

4. Lesen Sie den Auszug aus den Erläuterungen zur Vordruckvereinbarung und erstellen Sie für Hanna eine Checkliste zum korrekten Umgang mit den Vordrucken. Ordnen Sie dabei die Vorgaben den Kategorien in der Tabelle auf Seite 27 zu.

5. Nennen Sie Vordrucke, die besonders sorgfältig aufzubewahren sind, da ihre missbräuchliche Verwendung besonders folgenschwer sein würde.

Füllen Sie die Checkliste für den korrekten Umgang mit den Vordrucken der vertragsärztlichen Versorgung aus.

Anwendungsbereich

Die Vordrucke ...

- gelten ______
- müssen ______

Die Vordrucke dürfen **nicht** ...

- an ______
- für ______

Nur wenige Vordrucke dürfen ...

- bei ______

Aufbewahrung

Die Vordrucke sind ...

- ______

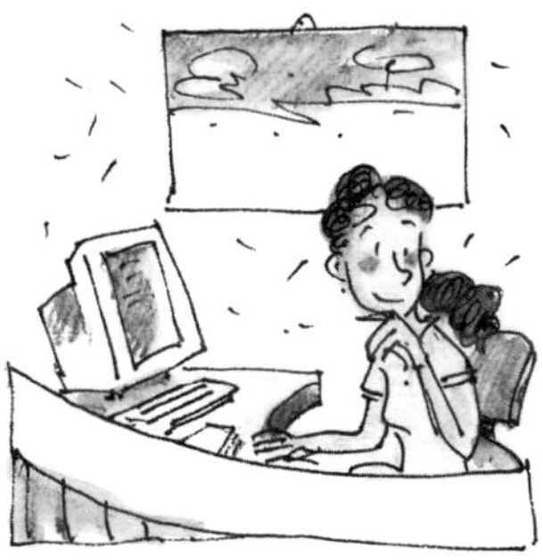

Ausfüllanleitung

Die Vordrucke sind ...

- erst ______
- vollständig, ______
- mit dem ______

1. dieser kann ______
2. vorher ______
3. über ______

Wird die elektronische Gesundheitskarte vorgelegt, werden die Daten ...

- über ______

Besonderheiten

Die Vordrucke ...

- sind ______

Die Vordrucke enthalten Angaben ...

- zum ______
- zur ______

2.2 Versichertenkarte und Behandlungsausweis

Fallbeispiel

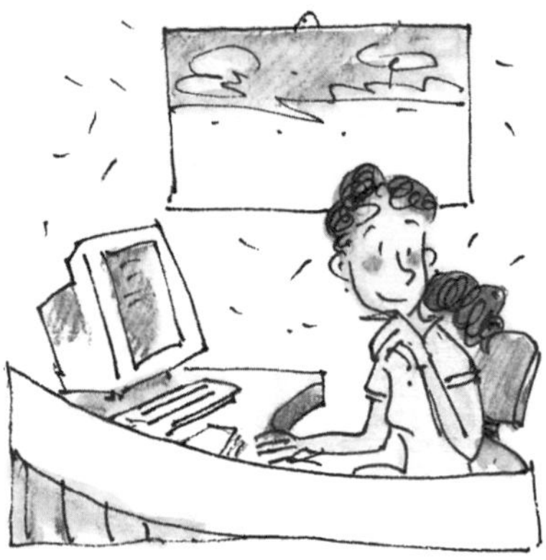

Die Auszubildende Hanna sitzt an der Anmeldung. Es ist ein hektischer Vormittag, das Telefon klingelt auch schon wieder. Herr Neubauer, ein neuer Patient, der in wenigen Minuten einen Termin bei Dr. Virus hat, betritt die Praxis.

Nachdem Hanna das Telefonat erledigt hat, wendet sie sich Herrn Neubauer zu und bittet um seine Versichertenkarte.

Hanna liest die Karte mit dem Lesegerät ein und druckt einen Anmeldebogen für den Patienten aus.

Hanna bittet Herrn Neubauer, den Anmeldebogen im Wartezimmer auszufüllen. Als der Patient das Formular in Empfang nimmt, stellt er fest, dass sein Geburtsdatum nicht richtig angegeben ist. Er weist Hanna auf ihren Fehler hin ...

Aufgaben

1. Erklären Sie, warum Hanna von Herrn Neubauer die Versichertenkarte verlangt, und ergänzen Sie mit Ihrer Antwort den Satz zu den Ausführungen der Versichertenkarte.

Die Versichertenkarte, die mit einem Speicherchip ausgestattet ist, gilt in der gesamten Bundesrepublik Deutschland und z. T. im Ausland als

____

2. Welche technischen Voraussetzungen müssen Arztpraxen für die Anwendung der Versichertenkarte mindestens erfüllen?

____

Aufbau und Inhalt der elektronischen Gesundheitskarte

Elektronische Gesundheitskarte (eGK)

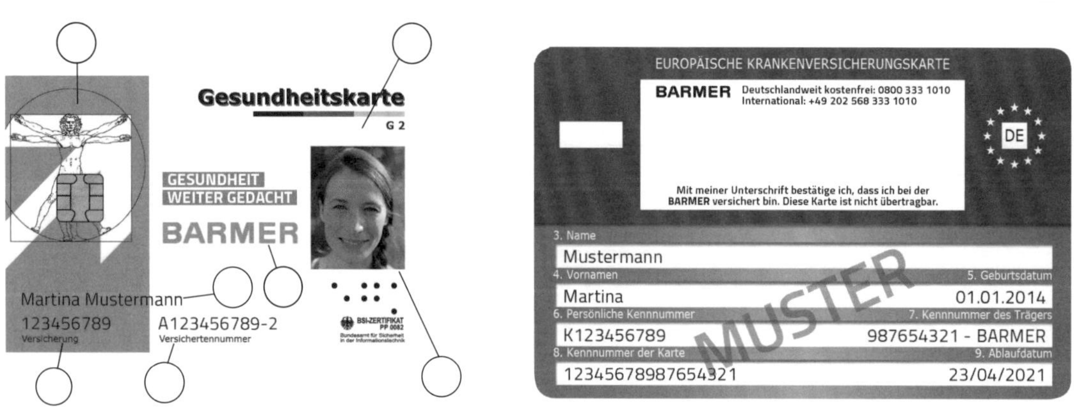

Die eGK enthält folgende Angaben ...
1 einheitliches Kartenlogo als Erkennungsmerkmal
2. Kartenbezeichnung als Erkennungsmerkmal
3. Namen der Krankenkasse
4. Versicherung (als Nummer)
5. Versichertennummer
6. Versichertenstatus
7. Tag des Beginns des Versichertenschutzes, bei befristeter Gültigkeit der Karte das Datum des Fristablaufs

Elektronische Gesundheitskarte (eGK)
8. Name, Vorname des/der Versicherten
9. Geburtsdatum des/der Versicherten
9.1 Geschlecht des/der Versicherten
10. Anschrift des/der Versicherten
11. Bild des/der Versicherten
Der Speicherchip der eGK enthält mit Ausnahme des Bildes alle o. g. Inhalte, die markierten Inhalte sind ausschließlich im Speicherchip enthalten und damit ohne Lesegerät nicht lesbar.

3. Notieren Sie die Nummern der Inhalte der Gesundheitskarte in den entsprechenden Kreisen.

4. Markieren Sie die nicht sichtbaren, ausschließlich im Speicherchip enthaltenen Inhalte der Versichertenkarten.

Alle Daten sind auf dem Speicherchip enthalten und können in der Arztpraxis mittels eines ________________ ________________ gelesen und mittels eines Druckers auf Formulare übertragen werden.

Aus ________________ können Eintragungen und Änderungen der Karten nur von ________________ vorgenommen werden.

Der Ausdruck der LANR und BSNR und des Tagesdatums wird nicht durch die elektronische Gesundheitskarte bewirkt, sondern durch den Drucker der Arztpraxis oder den Praxiscomputer hinzugefügt.
Gültigkeit erlangt die Karte durch die Unterschrift des Versicherten auf der Rückseite, bei Versicherten unter 15 Jahren unterschreibt der gesetzliche Vertreter.
Neben der **Ausweisfunktion**, d. h. dem Nachweis der Berechtigung zur Inanspruchnahme von Leistungen der vertragsärztlichen Versorgung (auch z. T. im Ausland), dient die Versichertenkarte der **Datenübertragung.** Die Versicherungsdaten können mithilfe des Lesegerätes und des Druckers auf die Vordrucke übertragen werden. Durch das Einlesen der Karte mithilfe des Lesegerätes werden die Versicherungsdaten auch auf den Computer übertragen. Über diesen Vorgang wird zusätzlich eine maschinelle Bearbeitung der Vordrucke (s. Maschinenlesbarkeit) erreicht. Damit dient die Versichertenkarte nicht nur der Datenübertragung, sondern auch der **wirtschaftlichen Verwaltung** von Versichertendaten. Die Daten, die auf der eGK gespeichert sind, können nur von den zuständigen Krankenkassen geändert werden. Die Arztpraxis kann falsche Daten nur in ihrem Computer korrigieren, nicht aber auf der eGK. Die Patienten sollten darauf hingewiesen werden, die Änderung zeitnah von ihrer Krankenkasse durchführen zu lassen.
Auf der Gesundheitskarte befindet sich ein Bild des Versicherten, sodass ein Missbrauch durch andere verhindert wird. Bei Versicherten, die das 15. Lebensjahr noch nicht vollendet haben oder bei denen ein Bild nicht erstellt werden kann, befindet sich kein Bild auf der Gesundheitskarte. Der Arzt ist verpflichtet, anhand der Versichertendaten auf der eGK (Lichtbild, Name, Vorname, Geburtsdatum und Unterschrift) die Identität des Versicherten zu prüfen. Wird in diesem Rahmen eine missbräuchliche Verwendung festgestellt, ist der Arzt verpflichtet, die zuständige Krankenkasse zu informieren. Er ist weiterhin in einem solchen Fall berechtigt, die eGK einzuziehen.
Die Gesundheitskarte ist so ausgestattet, dass sich langfristig ärztliche Verordnungen, Befunde, Diagnosen und Therapieempfehlungen sowie Impfungen und Unverträglichkeiten unter Berücksichtigung der Datenschutzbestimmungen speichern und abrufen lassen. Mittelfristig ist geplant, dass mit dem Lesegerät über eine Online-Verbindung zur GKV eine Rückmeldung über die erloschene Mitgliedschaft bei der jeweiligen Krankenkasse gegeben wird. Deshalb ist der Versicherte verpflichtet, bei jedem Arztbesuch seine eGK vorzulegen.
Der Versichertenstatus gibt an, ob der Versicherte als Mitglied (1), Familienmitglied (3) oder Rentner (5) versichert ist. Neben der ersten Ziffer (1, 3 oder 5) können als zweite Ziffer besondere Patientengruppen gekennzeichnet werden, z. B. mit der Nummer 4 Versicherte nach dem Bundessozialhilfegesetz (BSHG). Als dritte Ziffer kann eine DMP-Kennzeichnung vorgenommen werden. Bei Teilnahme am Disease-Management-Programm kann in Abhängigkeit zur Erkrankung eine entsprechende Nummer dokumentiert werden, z. B. die Nummer 5 für DMP-Asthma bronchiale.

Musterbeispiel für die Bedruckung des Personalienfeldes

Krankenkasse bzw. Kostenträger		
Musterkasse		17 (1)
Name, Vorname des Versicherten		
Mustermann-Schulze		geb. am
Dr. Martha von		15.07.95
Musterallee 4		
D 26871 Musterstadt		12/21 (2)
Kostenträgerkennung	Versicherten-Nr.	Status
101234567	A123456789	1 4 2 (3)
Betriebsstätten-Nr.	Arzt-Nr.	Datum
068012300	123456710	27.09.2017

5 4

Nr.	Erklärung
1	WOP-Kennzeichen, dient der Zuordnung zum KV-Bereich des Versicherten nach dem **W**ohn**o**rt**p**rinzip, die Angabe „17“ kennzeichnet Niedersachsen.
2	Gültigkeitsdatum der eGK
3	1. Ziffer: Versichertenart (obligat) Mitglied (1) , Familienmitglied (3), Rentner (5) 2. Ziffer: besondere Personengruppe (optional) BSHG (4), BVG (6), SVA (7/8), AsylbLG (9) 3. Ziffer: DMP-Kennzeichen (optional) Diabetes mellitus Typ 2 (1), Brustkrebs (2), KHK (3), Diabetes mellitus Typ 1 (4), Asthma bronchiale (5), COPD (6) 4. Ziffer: (optional) Teilnahme an der ambulanten spezialfachärztlichen Versorgung - ASV (1)
4	Kennzeichnung des Kostenträgers
5	Länderkennzeichnung (optional)

Aufgaben

Zurück zu Hanna

1. Das Geburtsdatum des Patienten ist falsch dokumentiert worden. Hat Hanna einen Fehler gemacht? Begründen Sie Ihre Antwort.

2. Welche Konsequenzen hat diese falsche Angabe?

3. Was wird Hanna dem Patienten sagen? Notieren Sie Hannas Antwort in wörtlicher Rede.

4. Worauf muss Hanna achten, wenn sie von Patienten die eGK in Empfang nimmt? Begründen Sie Ihre Antwort.

5. Die eGK dient nicht nur als Behandlungsausweis, sondern ermöglicht auch eine wirtschaftliche Verwaltung. Erklären Sie, was darunter zu verstehen ist.

2.3 Ersatzverfahren zur Erstellung von Vordrucken

Fallbeispiele

Der Patient Alfons Bauer erscheint erstmalig zur Untersuchung in der Praxis. Seine elektronische Gesundheitskarte hat er vergessen.

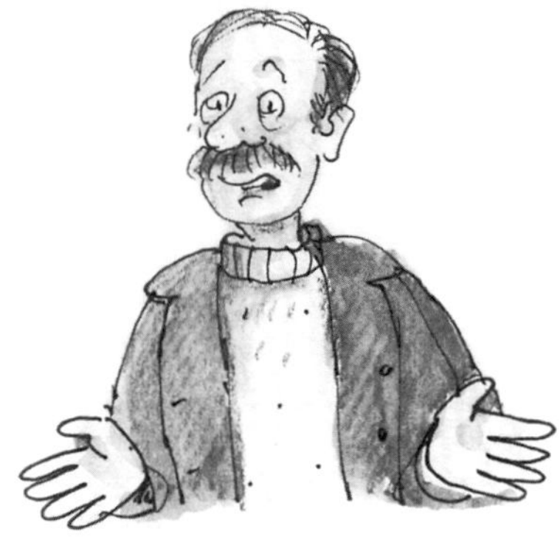

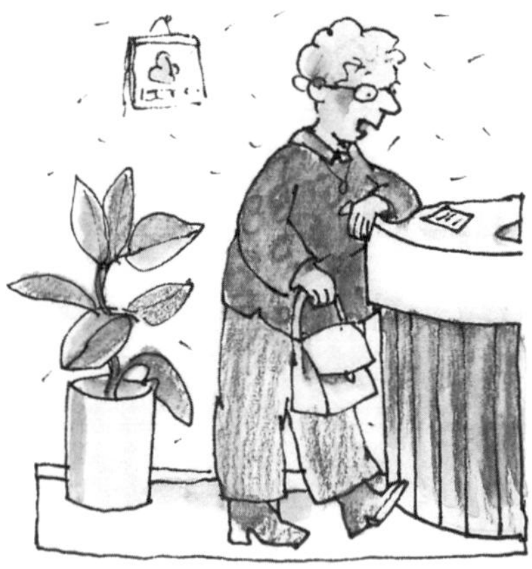

Die Patientin Else Müller kommt in die Praxis. Sie legt ihre gültige eGK vor. Das Lesegerät kann die eGK der Patientin nicht einlesen, weil die eGK defekt ist.

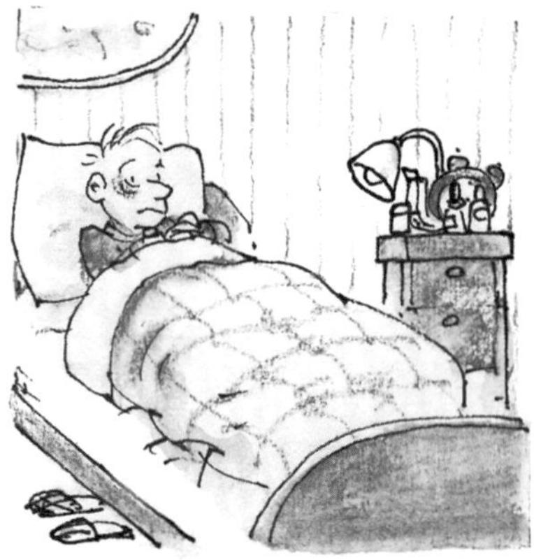

Dr. Virus kommt vom Hausbesuch des Patienten Hubert Klein. Das mobile Lesegerät habe einen Defekt, sagt Dr. Virus, deshalb habe er auch die eGK des Patienten nicht einlesen können. Er gibt Hanna das Lesegerät und bittet sie, dieses zu überprüfen.

Aufgaben

In allen Fällen kann die eGK der Patienten nicht eingelesen werden. Entscheiden Sie, wie jetzt weiter vorgegangen werden muss. Begründen Sie Ihre Entscheidungen.

Informationstext

Seit Einführung der Versicherten-/Gesundheitskarten werden die Versichertendaten der Patienten von der eGK in das Personalienfeld der Vordrucke übertragen. Das handschriftliche Ausfüllen des Personalienfeldes entfällt. Es gibt allerdings in der Praxis verschiedene Situationen, in denen diese Datenübertragung nicht erfolgen kann. Dann müssen die Versichertendaten des Patienten manuell in den Praxiscomputer eingegeben werden.
Das Ersatzverfahren zur Erstellung von Vordrucken berücksichtigt die Ausnahmesituationen.

Wie vorzugehen ist, wenn die eGK nicht verwendet ist, regelt Anhang 1 der Vereinbarung zum Inhalt und zur Anwendung der elektronischen Gesundheitskarte[1].

„[...]

2. Nichtvorlage/ungültige Karte

2.1 Kann bei einer Arzt-/Patientenbegegnung im Behandlungsfall die Identität des Versicherten nicht bestätigt werden, oder kann bei einer Arzt-/Patientenbegegnung eine gültige elektronische Gesundheitskarte nicht vorgelegt werden, kann der Arzt nach Ablauf von zehn Tagen eine Privatvergütung für die Behandlung verlangen, die jedoch zurückzuzahlen ist, wenn dem Arzt eine zum Zeitpunkt der Behandlung gültige elektronische Gesundheitskarte bis zum Ende des Quartals vorgelegt wird oder wenn dem Arzt bis zum Ende des Quartals eine zum Zeitpunkt der Behandlung gültige elektronische Gesundheitskarte oder ein anderer gültiger Anspruchsnachweis vorgelegt wird. Veranlasste Leistungen kann der Arzt in derartigen Fällen ohne Angabe der Kassenzugehörigkeit mit dem Vermerk „ohne Versicherungsnachweis" privat verordnen. Der Arzt ist verpflichtet, im Falle eines Verdachts auf Missbrauch die zuständige Krankenkasse zu informieren.

2.2 Wenn die elektronische Gesundheitskarte bereits einmal im betreffenden Quartal dem Arzt vorgelegen hat, sie aber bei einer späteren Arzt-/Patientenbegegnung nicht verwendet werden kann, ist der Arzt berechtigt, die für die Übertragung vorgesehenen Daten aus der mit der elektronischen Gesundheitskarte erstellten Patientenstammdatei durch Verwendung eines zertifizierten Praxisverwaltungssystems für die Erstellung von für die unmittelbar notwendige Ausstellung von Vordrucken für die vertragsärztliche Versorgung zu verwenden.

2.3 Kann bei einer Notfallbehandlung, die mit einem Abrechnungsschein nach Vordruckmuster 19 abgerechnet wird, die elektronische Gesundheitskarte nicht vorgelegt werden, oder ist sie ungültig, ist die Abrechnung im Ersatzverfahren nach Nr. 2.5 aufgrund der Angaben des Versicherten oder der Angaben anderer Auskunftspersonen durchzuführen. [...]

2.4 Kann bei der ersten Arzt-/Patientenbegegnung im Quartal die elektronische Gesundheitskarte nicht verwendet werden, kommt ein Ersatzverfahren zur Anwendung. Die elektronische Gesundheitskarte kann nicht verwendet werden, wenn ...

2.4.1 [...] der Versicherte darauf hinweist, dass sich die zuständige Krankenkasse, die Versichertenart oder die Besondere Patientengruppe geändert hat, die Karte dies aber noch nicht berücksichtigt,

2.4.2 die Karte defekt ist,

2.4.3 eine für das Einlesen der Karte erforderliche Komponente defekt ist oder

2.4.4 die Karte nicht benutzt werden kann, da für Haus- oder Heimbesuche kein entsprechendes Gerät zur Verfügung steht und keine bereits in der Arztpraxis mit den Daten der elektronischen Gesundheitskarte vorgefertigten Formulare verwendet werden können.

2.5. Datenangaben im Ersatzverfahren
Im Ersatzverfahren sind – auf Grund von Unterlagen in der Patientendatei oder von Angaben des Versicherten – folgende Daten zu erheben:

2.5.1 die Bezeichnung der Krankenkasse

2.5.2 der Name und Vorname und das Geburtsdatum des Versicherten

2.5.3 die Versichertenart

2.5.4 die Postleitzahl des Wohnortes und

2.5.5 nach Möglichkeit auch die Krankenversichertennummer
Diese Daten sind bei der Abrechnung und der Ausstellung von Vordrucken anzugeben.

2.6 Im Ersatzverfahren hat der Versicherte durch seine Unterschrift das Bestehen der Mitgliedschaft auf dem Abrechnungsschein (Vordruckmuster 5) zu bestätigen. Dies gilt nicht für Vordruckmuster 19, sofern es im Notfalldienst verwendet wird.

2.7 Kann im weiteren Verlauf des Quartals die elektronische Gesundheitskarte verwendet werden, ist auf Basis von deren Daten eine Abrechnung zu erstellen.

3. Auftrags- und Konsiliaruntersuchung
Im Falle einer Behandlung ohne Arzt-Patienten-Kontakt (z. B. Laborüberweisung) werden die Versichertendaten aus dem Personalienfeld des Auftrages für die Abrechnung übernommen. [...]

4. Datenübernahme ohne persönlichen Arzt-Patienten-Kontakt
Behandelt der Arzt einen ihm bereits bekannten Versicherten ohne persönlichen Kontakt (z. B. telefonische Konsultation, telemedizinische Arzt-Patientenkontakte), ist er berechtigt, die für die Übertragung vorgesehenen Versichertenstammdaten auf der Grundlage der Patientendatei zu über nehmen [...].

5. Mobile Lesegeräte
Bei der Nutzung von mobilen Lesegeräten (z. B. ärztliche Haus- und Heimbesuche, Arzt in genehmigter ausgelagerter Betriebsstätte) werden die Versichertendaten von der elektronischen Gesundheitskarte eingelesen und später in das Praxisverwaltungssystem des Arztes übertragen. [...]"

[1] *vgl. Vereinbarung zum Inhalt und zur Anwendung der elektronischen Gesundheitskarte. Anlage 4A BMV-Ä, Anhang 1 Verwendung der elektronischen Gesundheitskarte. Stand: Oktober 2017*

Aufgaben

1. Lesen Sie den Text „Ersatzverfahren zur Erstellung von Vordrucken“ und nennen Sie die Situationen, in denen die eGK nicht zwingend nachgereicht werden muss.

2. Unterstreichen Sie im Text die Mindestangaben, die beim Ersatzverfahren manuell in das Personalienfeld eingetragen werden müssen.

3. Ein neuer Patient, Herr Klaus Schnieder, kommt zu Ihnen in die Praxis. Seine eGK hat er vergessen. Da es schon nach 18:00 Uhr ist, können Sie seine Versicherungsdaten nicht bei der angegebenen Krankenkasse überprüfen. Wie sollten Sie vorgehen, wenn dieser Patient eine Arzneiverordnung benötigt? Begründen Sie Ihre Entscheidung.

____

____

____

4. Klaus Schnieder kommt zu Ihnen an die Anmeldung und bittet Sie um die Ausstellung einer Überweisung zum Orthopäden. Er gibt an, dort in vier Tagen einen Vorstellungstermin zu haben. Was sagen Sie Herrn Schnieder? Antworten Sie in wörtlicher Rede.

____

____

____

____

2.4 Abrechnungsschein (Muster 5)

Fallbeispiel

Nachdem Luise die notwendigen Daten des neuen Patienten Klaus Schnieder in den Praxiscomputer eingegeben hat, lässt sie sich von ihm den Abrechnungsschein (Muster 5) unterschreiben.

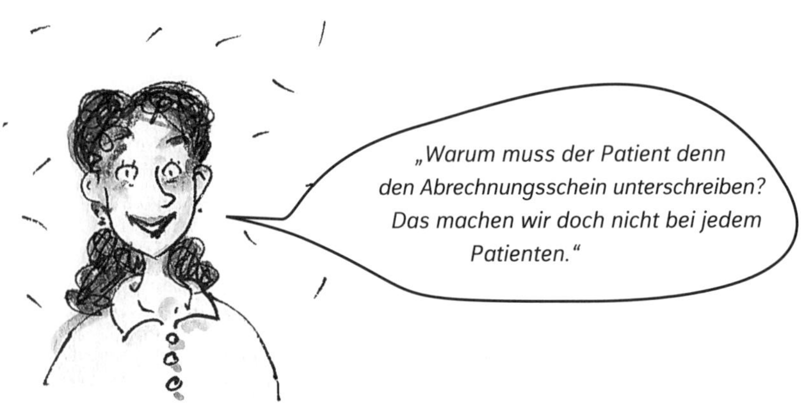
„Warum muss der Patient denn den Abrechnungsschein unterschreiben? Das machen wir doch nicht bei jedem Patienten.“

Informationstext

Der Abrechnungsschein (Muster 5) wird ausgedruckt und vom Patienten unterschrieben, wenn die eGK nicht eingelesen werden kann. Früher wurden die Leistungsziffern auf dem Abrechnungsschein eingetragen. Heute rechnen die Praxen mit der KV allerdings über die Arztsoftware ab. Das heißt, die Praxen tragen die Leistungsziffern direkt in den Erfassungsschein (digitaler Abrechnungsschein) der Arztsoftware ein, nachdem sie für den Patienten eine Scheinart angelegt haben. Kommt ein Patient mit einer Überweisung, wird die Scheinart „Überweisung" angelegt und über dieses Formular digital abgerechnet. Im Notfall- und Vertretungsfall legt die MFA als Scheinart den „Notfall-/Vertreterschein" für die digitale Abrechnung an. Mit der Unterschrift auf dem Abrechnungsschein kann die Praxis nachweisen, dass der Patient, bei dem die eGK nicht eingelesen werden konnte, die Praxis in Anspruch genommen hat.

Der Abrechnungsschein (Muster 5) darf nicht verwendet werden, wenn der Kostenträger die gesetzliche Unfallversicherung ist (Arbeitsunfall, Berufskrankheit, Schülerunfall).

Angaben

Nr.	Feld	Erläuterung
1	Personalienfeld	Angabe der Versichertendaten
2	ambulante Behandlung	Dieses Feld wird angekreuzt, wenn der Patient in der Praxis behandelt wird.
3	belegärztliche Behandlung	Dieses Feld wird angekreuzt, wenn der Patient stationär durch den Belegarzt behandelt wird.
4	Unfall/Unfallfolgen	Dieses Feld wird angekreuzt, wenn der Patient im Rahmen eines **privaten** Unfalls, z. B. Sport- oder Verkehrsunfall, behandelt wird.
5	Quartal	Hier erfolgt die Angabe des Behandlungsquartals in arabischen Zahlen.
6	Geschlecht	Hier erfolgt die Angabe des Geschlechts (x). Bei unbestimmten Geschlecht sind beide Felder anzukreuzen.
7	Diagnosen/ggf. Abrechnungsbegründungen	Hier werden die Abrechnungsbegründungen und Diagnosen (ICD-10-GM-Verschlüsselung) angegeben. Aus diesen Angaben muss sich eine plausible Leistungsabrechnung ergeben (Diagnose-Gebührenordnungsposition).
8	mutmaßlicher Tag der Entbindung	Findet die Behandlung der Patientin im Rahmen der Mutterschaftsvorsorge statt, wird hier der mutmaßliche Tag der Entbindung eingetragen.
9	stationäre belegärztliche Behandlung von ... bis ...	Wird der Patient belegärztlich behandelt, wird hier der Zeitraum der belegärztlich-stationären Behandlung eingetragen.
10	Datum und Unterschrift	Hier bestätigt der Versicherte neben dem Ausstellungsdatum die Kostenubernahme durch die angegebene Krankenkasse.
11	Stempel des Vertragsarztes	Hier wird der Vertragsarztstempel des abrechnenden Vertragsarztes aufgebracht.
12	Tag und Monat	Hier erfolgt die Angabe der Behandlungsdaten.
13	Leistungserfassung	In diesen Spalten erfolgt die Dokumentation der Gebührenordnungsziffern.

Wird ein Patient in einem Quartal sowohl ambulant als auch belegärztlich (stationär) behandelt, müssen zwei Abrechnungsscheine im PC angelegt werden. Das Ankreuzen der Felder 2 und 3 in Kombination ist immer falsch.
Muss das Feld 3 angekreuzt werden, so muss auch immer das Feld 9 ausgefüllt sein. Daraus ergibt sich logisch, dass die Kombination der Felder 2 und 9 falsch sein muss.

Das Feld 4 „Unfall/Unfallfolgen" befindet sich auf allen Vordrucken. Die Kennzeichnung ist wichtig, da die Krankenkassen bei einem nichtverschuldeten Unfall die Behandlungskosten ihres Versicherten der privaten Haftpflichtversicherung des Unfallverursachers in Rechnung stellen können. Für die Abrechnung in der Praxis ändert sich nichts. Selbstverständlich wird dieses Feld nicht bei einem Arbeitsunfall oder Schülerunfall angekreuzt (s. o.).

Personalienfeld und Unterschrift des Versicherten

Die Unterschrift des Versicherten auf dem Abrechnungsschein ist erforderlich, wenn die eGK des Patienten nicht eingelesen werden kann. Die Unterschrift des Versicherten ist nicht erforderlich, wenn der Versicherte nicht in der Lage ist zu unterschreiben oder keine unmittelbaren (direktpersönliche) ärztlichen Leistungen erbracht wurden, z. B. wenn nur telefonische Leistungen erbracht wurden. Sollte der Versicherte unter 15 Jahre alt sein, unterschreibt sein gesetzlicher Vertreter.

Ausfüllkriterien

Die Abrechnungsdiagnosen müssen nach ICD-10-GM verschlüsselt angegeben werden. Der Code ist drei- oder fünfstellig und führt an der vierten Stelle einen Punkt. Neben der drei- bis fünfstelligen Diagnose muss eine Zusatzkennzeichnung durch den Buchstaben „V“ für Verdachtsdiagnose bzw. auszuschließende Diagnose, „Z“ für (symptomloser) Zustand nach der betreffenden Diagnose, „A“ für ausgeschlossene Diagnose oder „G“ für gesicherte Diagnose erfolgen. Die Zusatzkennzeichnung für die Seitenlokalisation („R“ = rechts, „L“ = links oder „B“ = beidseits) erfolgt bei entsprechenden Diagnosen. Grundsätzlich dürfen nur die (verschlüsselten) Diagnosen auf dem Abrechnungsschein aufgelistet werden, aufgrund derer der Patient in dem Quartal auch behandelt wurde. Eine Auflistung aller (Dauer-)Diagnosen unabhängig davon, ob diese auch eine ärztliche Leistung nach sich gezogen haben, wäre ein Verstoß gegen die Datenschutzbestimmungen.

Aufgaben

1. In welchen Fällen muss der Abrechnungsschein (Muster 5) vom Versicherten nicht unterschrieben werden und wann muss der gesetzliche Vertreter des Versicherten unterschreiben?

2. Ordnen Sie die in der Tabelle angegebenen Nummern den Bereichen auf dem Abrechnungsschein (Muster 5) zu.

Fortsetzung Aufgabe 2

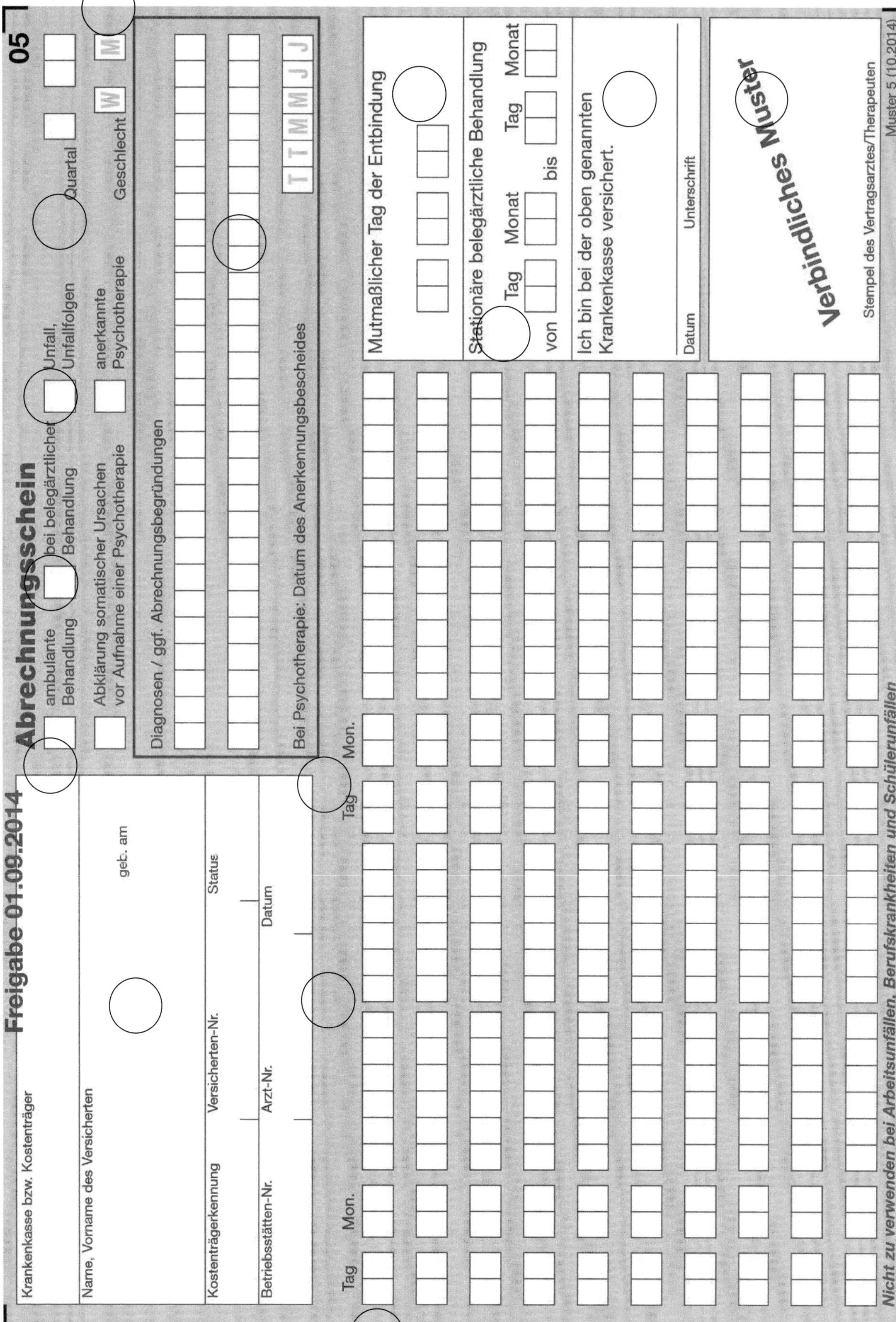

2.5 Überweisungs-/Abrechnungsschein (Muster 6)

Fallbeispiel

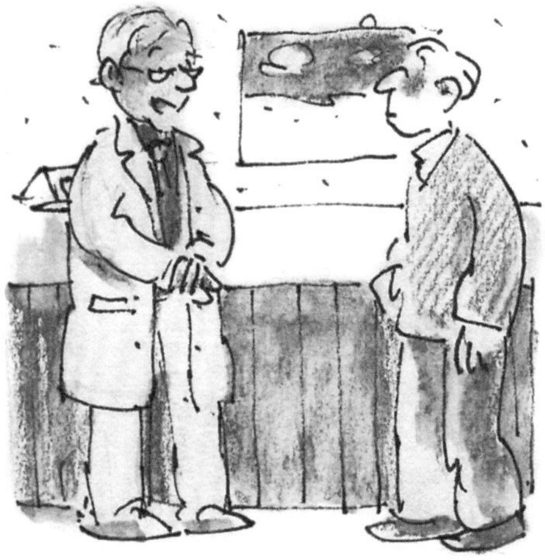

Dr. Virus kommt mit dem Patienten Hugo Wilms aus dem Behandlungszimmer. Herr Wilms klagt seit längerer Zeit über Rückenbeschwerden, die nicht besser werden. Da Dr. Virus dem Patienten nicht weiterhelfen kann, veranlasst er die Behandlung durch einen Orthopäden und bittet Hanna, die Überweisung vorzubereiten.

Informationstext

Der Überweisungs-/Abrechnungsschein (Muster 6) darf nicht verwendet werden, wenn der Kostenträger die gesetzliche Unfallversicherung ist (Arbeitsunfall, Berufskrankheit, Schülerunfall).

Wünscht der behandelnde Vertragsarzt diagnostische und/oder therapeutische Maßnahmen durch einen anderen Vertragsarzt, so überweist er den Patienten mit dem Überweisungs-/Abrechnungsschein an einen anderen Vertragsarzt. Die Patienten legen bei dem zugezogenen Arzt sowohl ihre eGK als auch die Überweisung (Muster 6) vor. Im Zusammenhang mit einer gültigen eGK ist auch ein Überweisungsschein aus dem Vorquartal anzuerkennen. Es ist in diesem Fall nicht korrekt, den Patienten wegzuschicken und eine aktuelle Überweisung einzufordern. Hierbei ist zu beachten, dass Überweisungen für die Durchführungen von Laboratoriumsuntersuchungen nicht mit dem Vordruck Muster 6 erfolgen, sondern über den Überweisungs-/Abrechnungsschein für Laboratoriumsuntersuchungen als Auftragsleistung (Muster 10).

Eine Überweisung ist im Regelfall nur an einen Vertragsarzt einer anderen Arztgruppe möglich. Nur in Ausnahmefällen kann eine Überweisung zu einem Vertragsarzt derselben Gebietsbezeichnung erfolgen. Müssen z. B. besondere Untersuchungen und Behandlungen durchgeführt werden, die der behandelnde Arzt nicht erbringen kann, ist dies erlaubt. Muss, z. B. durch Wohnortwechsel des Patienten, die Behandlung durch einen anderen Arzt fortgesetzt werden oder wird eine abgebrochene Behandlung fortgesetzt, kann ebenfalls eine Ausnahme gemacht werden.

Eine Überweisung wird nur ausgestellt, wenn von dem Versicherten eine gültige eGK vorliegt. Um sich vor Regressen zu schützen, sollte von diesem Grundsatz nur in begründeten Ausnahmefällen abgewichen werden (s. Vordruckvereinbarung – „ohne Versicherungsnachweis“). Hier sollte dann auf dem Vordruck anstelle der Krankenkasse „ohne Versicherungsnachweis“ vermerkt werden.

Die Angabe einer (Verdachts-)Diagnose und/oder eines Befundes sind zwingend vorgeschrieben.

Vertragsärzte für Radiologie, Laboratoriumsmedizin und Pathologie dürfen ausschließlich mit einer Überweisung aufgesucht werden. Selbstverständlich dürfen nur für vertragsärztliche Leistungen Überweisungen nach Muster 6 ausgestellt werden. Für die Erbringung von IGeL darf Muster 6 nicht verwendet werden.

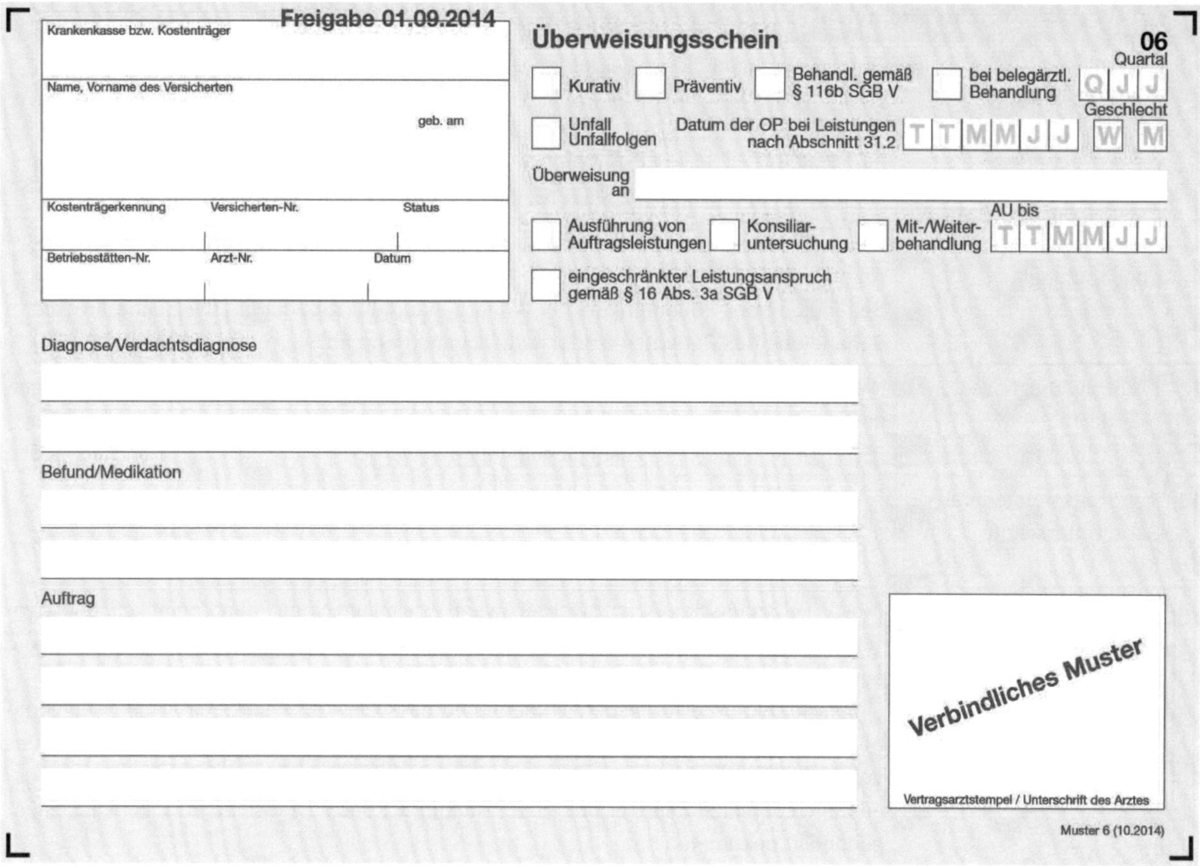
Krankenkasse bzw. Kostenträger
Freigabe 01.09.2014
Name, Vorname des Versicherten
geb. am
Kostenträgerkennung
Versicherten-Nr.
Status
Betriebsstätten-Nr.
Arzt-Nr.
Datum
Überweisungsschein
06
Quartal
Kurativ
Präventiv
Behandl. gemäß § 116b SGB V
bei belegärztl. Behandlung
Q J J
Geschlecht
Unfall Unfallfolgen
Datum der OP bei Leistungen nach Abschnitt 31.2
T T M M J J
W M
Überweisung an
AU bis
Ausführung von Auftragsleistungen
Konsiliar-untersuchung
Mit-/Weiter-behandlung
T T M M J J
eingeschränkter Leistungsanspruch gemäß § 16 Abs. 3a SGB V
Diagnose/Verdachtsdiagnose
Befund/Medikation
Auftrag
Verbindliches Muster
Vertragsarztstempel / Unterschrift des Arztes
Muster 6 (10.2014)

	Feld	Erläuterung
1	Kurativ	Dieses Feld wird angekreuzt, wenn diagnostische und therapeutische Maßnahmen zur Wiederherstellung der Gesundheit durchgeführt werden sollen (kurativ = heilend).
2	Präventiv	Dieses Feld wird angekreuzt, wenn Maßnahmen zur Vorbeugung und Verhütung von Krankheiten durchgeführt werden sollen (die Prävention [lat.]: Vorbeugung, Verhütung).
3	Behandl. gemäß § 116b SGB V	Dieses Feld muss (soweit dies dem überweisenden Arzt bekannt ist) angekreuzt werden, wenn die Überweisung zur ambulanten Behandlung im Krankenhaus erfolgt.
4	Bei belegärztlicher Behandlung	
5	Quartal	
6	Unfall/Unfallfolgen	
7	AU bis ...	Hier wird das Ende der Arbeitsunfähigkeit notiert, falls der überweisende Arzt eine AU bescheinigt hat. Diese Angabe erfolgt nur, wenn der überweisende Arzt die Behandlung des Patienten an den zugezogenen Arzt abgibt.
8	Überweisung an ...	Hier wird die Gebietsbezeichnung des zugezogenen Arztes eingetragen. Im Regelfall ist eine namentliche Nennung des zugezogenen Arztes aufgrund der freien Arztwahl des Patienten nicht zulässig (Ausnahme: ermächtigte Ärzte).
9	Ausführung von Auftragsleistungen	Durch Ankreuzen dieses Feldes wird der zugezogene Arzt mit einer konkret festgelegten Leistung, z. B. unter Angabe der Abrechnungsziffer oder einer exakten Leistungsbeschreibung, beauftragt. Der zugezogene Arzt ist an diesen Auftrag gebunden. Er kann den Leistungsbereich nicht eigenmächtig erweitern.

	Feld	Erläuterung
10	Konsiliar-untersuchung	Durch Ankreuzen dieses Feldes werden ausschließlich diagnostische Leistungen veranlasst, deren Art und Umfang der zugezogene Arzt entscheidet. Der zugezogene Arzt ist bei der Wahl der diagnostischen Maßnahmen ungebunden. Therapeutische Maßnahmen können durch den zugezogenen Arzt nicht abgerechnet werden.
11	Mit-/Weiter-behandlung	Bei der Mitbehandlung übernimmt der zugezogene Arzt mit dem überweisenden Arzt die Behandlung des Patienten. Bei der Weiterbehandlung gibt der überweisende Arzt die Behandlung des Patienten an den zugezogenen Arzt ab.
12	Auftrag/Diagnose/ Verdacht	Hier erfolgen z. B. die exakte Leistungsbeschreibung im Rahmen der Auftragsleistungen und die Angabe der Klartext-Diagnose als Information für den zugezogenen Arzt. Der ICD-10-GM-Code kann zusätzlich angegeben werden.
13	Vertragsarztstempel und Unterschrift	
14	Eingeschränkter Leistungsbereich gemäß § 16 Abs. 3a SGB V	Dieses Feld muss angekreuzt werden, wenn es sich um einen Patienten mit einem eingeschränkten Leistungsbereich handelt, um den zugezogenen Arzt auf diesen Umstand aufmerksam zu machen. Eingeschränkter Leistungsbereich bedeutet, dass der Versicherte mit seinen Mitgliedsbeiträgen bei der Krankenkasse im Rückstand ist und seine Krankenkasse die eGK des Versicherten eingezogen hat. Der Versicherte belegt seinen eingeschränkten Leistungsanspruch dann mit dem Formular nach Muster 85, das er von seiner Krankenkasse ausgehändigt bekommen hat. Legt der Patient den Vordruck nach Muster 85 seiner Krankenkasse vor, so hat er Anspruch auf die Behandlung von akuten Erkrankungen und Schmerzzuständen, Leistungen bei Schwangerschaft und Mutterschaft sowie auf Untersuchungen zur Früherkennung von Krankheiten.

Muster 85 – eingeschränkter Leistungsnachweis

Krankenkasse

Name

Vorname | Geburtsdatum T T M M J J

Anschrift

Kostenträgerkennung | Versicherten-Nr. | Status

Nachweis der Anspruchsberechtigung **85**
bei Ruhen des Anspruchs gemäß § 16 Absatz 3a SGB V

Quartal gültig für Q J J

Dieser Nachweis gilt im Rahmen der Kostenübernahme durch die unterzeichnende Krankenkasse für die/den oben genannte(n) Versicherte(n) bei Früherkennungsuntersuchungen gemäß §§ 25 und 26 SGB V und bei Leistungen, die zur Behandlung akuter Erkrankungen/Schmerzzustände sowie Schwangerschaft/Mutterschaft erforderlich sind.

Ausstellungsdatum T T M M J J

Freigabe 01.09.2014

verbindliches Muster

Stempel / Unterschrift der Krankenkasse

Muster 85 (10.2014)

Quelle: KBV: Vordrucksammlung (Stand: 10.05.2017), URL: WWW.kbv.de/html/formulare.php, Datum der Recherche 10.10.2017)

Der zugezogene Arzt rechnet über EDV ab, deshalb verbleiben die Überweisungsscheine für vier Quartale in seiner Praxis. Die Aufbewahrung der Vordrucke ist erforderlich, damit er im Rahmen einer Überprüfung durch die KV nachweisen kann, dass er sich bei der Erbringung der Leistungen an die Überweisung gehalten hat.

Aufgaben

1. Welchen Zweck erfüllt die Überweisung zum Orthopäden bei dem Patienten Wilms?

____

____

2. Lesen Sie die Angaben zum Inhalt des Vordrucks durch und ergänzen Sie die Leerstellen in der oben abgebildeten Tabelle. Übertragen Sie die Nummern 1 bis 14 der Tabelle auf die Überweisung, indem Sie die entsprechenden Felder nummerieren.

3. Stellen Sie für Herrn Wilms (s. Fallbeispiel) anhand der folgenden Angaben die Überweisung an den Orthopäden aus: Wilms, Hugo, geb. am 05.10.1970, wohnhaft Blumenstraße 14 in 26871 Musterstadt. Der Patient ist selbstversichert bei der AOK Niedersachsen, Versicherten-Nr.: 4598712, Diagnose: LWS-Syndrom [M54.1G].

4. Unterstreichen Sie im Text, in welchen Fällen die Überweisung innerhalb derselben Gebietsbezeichnung zulässig ist.

5. Wann müssten Sie bei dem Patienten Hugo Wilms das Feld „eingeschränkter Leistungsbereich gemäß § 16 Abs. 3 SGB V“ ankreuzen und warum müssten Sie diese Angabe machen?

____

____

____

____

6. Unterscheiden Sie zwischen den Leistungsbereichen und Aufträgen durch Ankreuzen.

Fall	Leistungsbereich		Auftrag		
	kurativ	präventiv	Auftrag	Konsil	Mit./Weit.
1. Der Patient Udo Boll erhält eine Überweisung zur Radiologie zum Röntgen des knöchernen Thorax bei Verdacht auf Rippenfraktur.					
2. Der Patient Sigfried Schuster erhält eine Überweisung zum Arzt für Innere Medizin zur Abklärung seiner unklaren Oberbauchbeschwerden.					
3. Die Patientin Ursel Schmitt erhält eine Überweisung zur Nephrologie zur Behandlung ihrer Niereninsuffizienz. Der überweisende Arzt behandelt parallel dazu den Diabetes mellitus.					
4. Die Patientin Linda Burg erhält eine Überweisung zum Arzt für Allgemeinmedizin zur Behandlung ihrer Hypertonie. Sie setzt dort die abgebrochene Behandlung fort.					

7. Wenn Sie alle Kreuze richtig gesetzt haben, können Sie eine Gesetzmäßigkeit erkennen. Formulieren Sie diese in einem Merksatz.

8. Füllen Sie eine Überweisung zur augenärztlichen Behandlung für die Patientin Julia Knaus anhand folgender Angaben aus: Knaus, Julia, geb. am 14.12.1960, wohnhaft Kanalstraße 4 in 26871 Musterstadt. Die Patientin ist über ihren Ehemann Hubert Knaus, geb. am 16.10.1959, familienversichert bei der Deutschen Angestellten Krankenkasse, Versicherten-Nr.: 7842165, Diagnose: Glaukom [H40.9G].

9. Füllen Sie eine Überweisung zum Radiologen für den Patienten Jochen Schnell anhand folgender Angaben aus: Schnell, Jochen, geb. am 10.02.1980, wohnhaft Bahnhofstraße 2 in 26871 Musterstadt. Der Patient ist selbstversichert bei der Barmer, Versicherten-Nr.: A5739512. Der Patient gibt an, auf dem Weg zu seinem Sportverein von einem Fahrradfahrer angefahren worden zu sein. Dr. Virus hat den Verdacht auf eine Fraktur der Großzehe, links (S92.4VL), und bittet um eine Röntgenaufnahme des linken Fußes in zwei Ebenen.

2.6 Überweisungs-/Abrechnungsschein für Laboratoriumsuntersuchungen als Auftragsleistung (Muster 10)/Lernfeld 8

Fallbeispiel

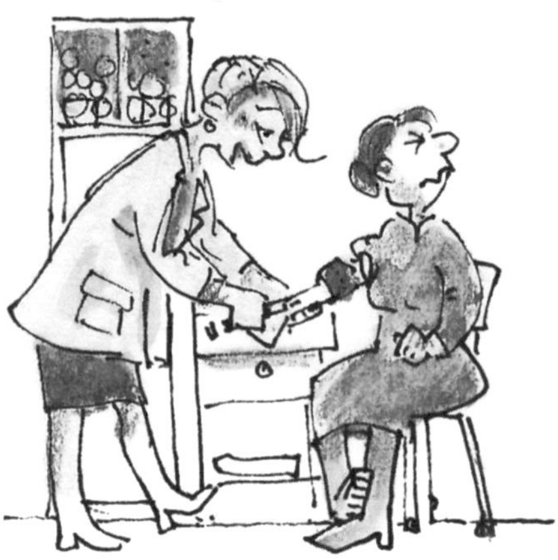

Die Patientin Elke Schnieder ist bei Dr. Virus aufgrund von Schmerzen im Oberbauch [R10.1G] in Behandlung. Dr. Virus veranlasst eine venöse Blutentnahme zur Bestimmung der Blutkörperchensenkungsgeschwindigkeit, die in der Praxis durchgeführt wird. Weiter sollen ein kleines Blutbild, Cholesterin gesamt, HDL-Cholesterin und LDL-Cholesterin in der Laborgemeinschaft bestimmt werden.
Luise bittet Hanna, die Überweisung für die Laboruntersuchung auszustellen.

Aufgaben

1. Geben Sie an, welchen Vordruck Hanna ausstellen muss, und markieren Sie im Fallbeispiel die Laborparameter, die über diesen Vordruck angefordert werden müssen.

Informationstext

Der Überweisungs-/Abrechnungsschein für Laboratoriumsuntersuchungen als Auftragsleistungen (Muster 10) darf nicht verwendet werden, wenn der Kostenträger die gesetzliche Unfallversicherung ist (Arbeitsunfall, Berufskrankheit, Schülerunfall).

Der Überweisungs-/Abrechnungsschein für Laboratoriumsuntersuchungen als Auftragsleistungen (Muster 10) wird für Aufträge an Ärzte für Laboratoriumsmedizin zur Erbringung von Laborleistungen verwendet, wenn spezielle Laborleistungen des Kapitels 32.3 (Speziallabor) erbracht werden. Leistungen des Speziallabors machen nach der sozialgerichtlichen Rechtsprechung die Anwesenheit des Arztes im Labor zur Zeit der Leistungserbringung z. B. durch eine MTA erforderlich, deshalb müssen diese über Muster 10 veranlasst werden. Für Laboruntersuchungen aus dem allgemeinen Labor (Kapitel 32.2) wird Muster 10A verwendet, wenn die Laborparameter in der Laborgemeinschaft des veranlassenden Arztes ausgewertet werden. Muster 10 und Muster 10A dürfen ebenfalls nur ausgestellt werden, wenn dem Vertragsarzt für das Behandlungsquartal eine gültige eGK vorliegt oder der Versicherungsschutz des Patienten aus anderen Gründen zweifelsfrei bekannt ist. Von diesem Grundsatz darf nur in medizinisch dringenden Fällen abgewichen werden. Mithilfe der Eintragungen auf Muster 10/Muster 10A können alle erbrachten Laborleistungen auf den überweisenden Arzt zurückverfolgt werden. Sendet der vom Hausarzt mit Muster 10 beauftragte Labormediziner mit Muster 10 das Untersuchungsmaterial an einen zweiten Labormediziner, z. B. weil er eine Analyse nicht selbst durchführen kann, muss der überweisende Laborarzt auf Muster 10 die BSNR und LANR des erstveranlassenden Hausarztes eintragen. Dies ist notwendig, da der erstveranlassende Vertragsarzt für die Art und Menge der Laboruntersuchungen verantwortlich ist. Das bedeutet, dass die Laborleistungen das Laborbudget des erstveranlassenden Arztes belasten. Deshalb ist es notwendig, die gewünschten Laborleistungen so exakt wie möglich zu benennen bzw. auf den Vordrucken entsprechend zu kennzeichnen.

In bestimmten Fällen werden die allgemeinen Laboruntersuchungen nicht dem Laborbudget des Veranlassers zugerechnet. Diese Fälle müssen durch das Eintragen bestimmter Kennziffern auf dem Muster 10/Muster 10A (s. Feld *ggf. Kennziffer*) und bei der Leistungserfassung auf Muster 5 bzw. dem digitalen Abrechnungsschein deutlich gemacht werden (s. Tabelle und Kapitel 32.2 EBM, Satz 6). Sowohl auf Muster 10 als auch auf Muster 10A muss grundsätzlich eine Diagnose, Verdachtsdiagnose (ICD-10-Code) oder ein Befund angegeben werden. Durch Ankreuzen ist der kurative oder präventive Fall zu unterscheiden. Werden über die Laborüberweisung neben den präventiven Laborparameter der Gesundheitsuntersuchung, Cholesterin gesamt und z. B. Glukose, noch weitere (kurative) Laborwerte veranlasst, wird das Feld präventiv angekreuzt. In diesem Fall handelt es sich um einen so genannten Mischfall (s. u. Abrechnung von Laborparametern bei der Gesundheitsuntersuchung)

Handelt es sich nicht um eine ambulante, sondern belegärztlich stationäre Behandlung, ist dies ebenfalls durch Ankreuzen des entsprechenden Feldes zu kennzeichnen. Dass die Laborleistungen im Zusammenhang mit einem privaten Unfall bzw. privaten Unfallfolgen stehen, muss durch Ankreuzen des Feldes Unfall/Unfallfolgen kenntlich gemacht werden.

Auf Muster 10A werden die gewünschten Laborwerte durch einen Strich mit einem dokumentenechten Stift (s. Feld) gekennzeichnet. Über das Feld Sonstige kann ein auf dem Vordruck fehlender Laborwert oder ein Profil angefordert werden. Bei einem Profil handelt es sich um eine Zusammenstellung verschiedener Laborparameter, die z. B. bei verschiedenen Erkrankungen häufig bestimmt werden. Profile werden z. B. von der Laborgemeinschaft nach Vereinbarung erstellt. So beinhaltet das Profil „Diabetes“ häufig die Laborparameter Blutzucker, HbA1c, Cholesterin, Triglyceride, HDL, LDL und Creatinin. Die Laborparameter des Basislabors, die durch die Laborgemeinschaft erbracht werden, gelten als persönliche Leistungserbringung des veranlassenden (Haus-)Arztes. Die Laborgemeinschaft wird als ausgelagerter Praxisteil des veranlassenden Arztes verstanden. Deshalb ist auf dem verbindlich vorgeschriebenen Muster 10A auch weder der Stempel noch die Unterschrift des veranlassenden (Haus-)Arztes notwendig. In vielen Praxen werden die Laborüberweisungen Muster 10 und Muster 10A digital erstellt. Diese Form ermöglicht eine schnelle, sichere und einfache Kommunikation mit dem entsprechenden Labor bzw. der Laborgemeinschaft. Die Verwendung der digitalen Vordrucke ist freiwillig. Einen Unterschied zwischen den herkömmlichen Vordrucken und digitalen Vordrucken gibt es nicht.

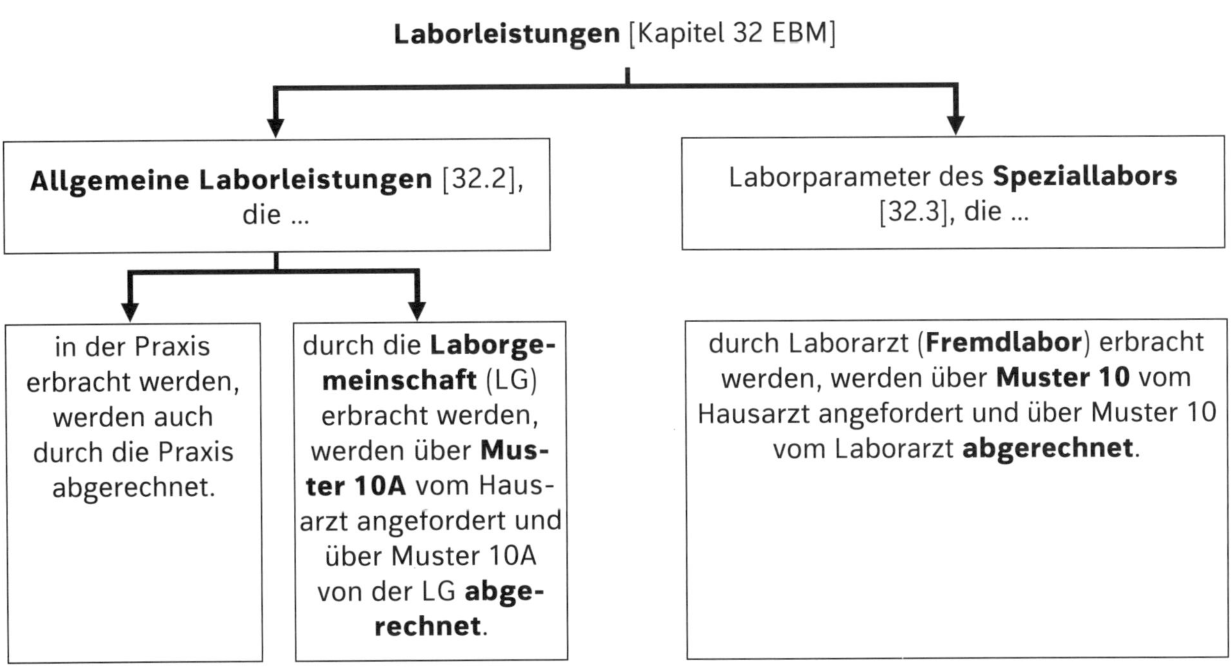

Merke:
Laborparameter, die Bestandteil einer Komplexleistung sind, müssen vom Hausarzt privat bei der Laborgemeinschaft bzw. dem Fremdlabor in Auftrag gegeben werden, um Doppelhonorierungen zu vermeiden.

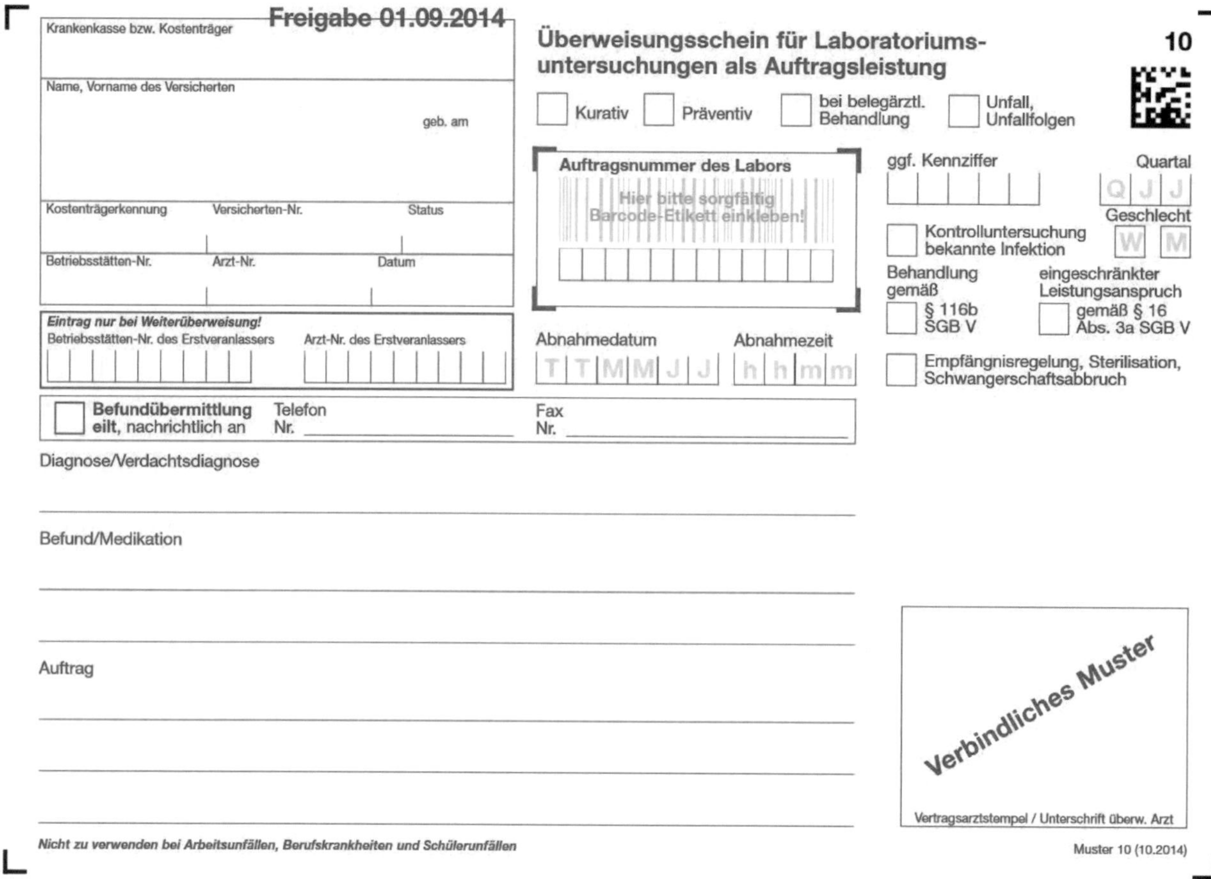

Freigabe 01.09.2014

Krankenkasse bzw. Kostenträger

Name, Vorname des Versicherten

geb. am

Kostenträgerkennung | Versicherten-Nr. | Status

Betriebsstätten-Nr. | Arzt-Nr. | Datum

Eintrag nur bei Weiterüberweisung!
Betriebsstätten-Nr. des Erstveranlassers | Arzt-Nr. des Erstveranlassers

Überweisungsschein für Laboratoriums-untersuchungen als Auftragsleistung 10

Kurativ | Präventiv | bei belegärztl. Behandlung | Unfall, Unfallfolgen

Auftragsnummer des Labors
Hier bitte sorgfältig Barcode-Etikett einkleben!

Abnahmedatum T T M M J J | Abnahmezeit h h m m

ggf. Kennziffer

Quartal Q J J

Geschlecht W M

Kontrolluntersuchung bekannte Infektion

Behandlung gemäß § 116b SGB V

eingeschränkter Leistungsanspruch gemäß § 16 Abs. 3a SGB V

Empfängnisregelung, Sterilisation, Schwangerschaftsabbruch

Befundübermittlung eilt, nachrichtlich an | Telefon Nr. | Fax Nr.

Diagnose/Verdachtsdiagnose

Befund/Medikation

Auftrag

Verbindliches Muster

Vertragsarztstempel / Unterschrift überw. Arzt

Nicht zu verwenden bei Arbeitsunfällen, Berufskrankheiten und Schülerunfällen

Muster 10 (10.2014)

Erklärungen der Felder auf den Laborüberweisungen nach Muster 10 und Muster 10A

Inhalte der Vordrucke	Muster 10 und Muster 10A
Barcode-Etikett bzw. Auftragsnummer des Labors	Von der LG oder dem Fremdlabor ausgegebene Barcodes werden auf dem Vordruck und den Materialröhrchen aufgebracht. Die Barcodes werden senkrecht auf die Materialröhrchen aufgeklebt, sodass sie über einen Scanner lesbar sind.
Abnahmedatum/-zeit	Die Felder *Abnahmedatum* + *Abnahmezeit* sind nach der Vordruckvereinbarung nicht verpflichtend auszufüllen. Sofern aber das Abnahmedatum als auch die Abnahmezeit für die Untersuchung medizinisch notwendig und indiziert sind, sind die Angaben in der vorgeschriebenen Form in die vorgesehenen Felder einzutragen.
Diagnosen	Die Angabe des ICD-10-Codes ist zwingend vorgeschrieben. Zusätzlich können in diesem Feld Befunde und/oder Medikation angegeben werden, wenn diese notwendig und indiziert sind.
ggf. Kennziffer	Hier werden vom Budget befreite Krankheitsfälle eingetragen, z. B. bei manifestem Diabetes mellitus, die Kennziffer [32022, vgl. EBM] muss sowohl auf dem Abrechnungsschein als auch auf Muster 10(A) eingetragen werden. Die Kennzeichnung dieser Ausnahmefälle darf auf keinen Fall vergessen werden.
Befund eilt	Das Feld wird auf Anordnung des veranlassenden Arztes auf Muster 10A mit einem Strich (manuell oder über EDV – Code 1) und auf Muster 10 durch ein Kreuz markiert.

Inhalte der Vordrucke	Muster 10 und Muster 10A
veranlasste Laborleistungen	Die gewünschten Laborparameter sind auf Muster 10A mit einem Strich zu markieren. Auf Muster 10 gibt der veranlasste Arzt in dem entsprechenden Feld exakt, z. B. über die Angabe der GOP 32160 oder als Volltext *Saure Phosphatase*, die gewünschten Laborparameter an.
Inhalte der Vordrucke	**Ausschließlich Muster 10A**
Sonstige – Code 61	Hier kann entweder ein Laborparameter angegeben werden, der nicht im Anforderungsfeld definiert ist, oder ein Profil definiert werden. Bei Profilen werden vom Arzt mit der LG vereinbarte Laborparameter zusammengefasst.
Inhalte der Vordrucke	**Ausschließlich Muster 10**
Kontrolle einer bekannten Infektion	Das Feld ist anzukreuzen, wenn es sich um eine Kontrolluntersuchung nach einer bekannten Infektion handelt.
Eintrag nur bei Weiterüberweisung – BSNR + LANR des Erstveranlassers	Diese Felder ergänzt der Arzt für Laboratoriumsmedizin bzw. Mikrobiologie, wenn er das Untersuchungsmaterial an einen weiteren Arzt für Laboratoriumsmedizin bzw. Mikrobiologie schickt. Damit ist gewährleistet, dass unabhängig von den untersuchenden Ärzten immer auf den erstveranlassenden Arzt geschlossen werden kann. Dies ist notwendig, da (fast) alle Laborleistungen das Laborbudget des Erstveranlassers belasten.
Eingeschränkter Leistungsanspruch gem. § 16 Abs. 3a SGB V	Sollte durch den Versicherten ein Muster 85 (Nachweis der Anspruchsberechtigung bei Ruhen des Anspruchs gemäß § 16 Absatz 3a SGB V) vorgelegt werden, so sind durch den überweisenden Arzt nur Überweisungen im Rahmen akuter Erkrankungen und Schmerzzustände sowie bei Schwangerschaft und Mutterschaft zu tätigen. Der überweisende Vertragsarzt kennzeichnet dies entsprechend durch Ankreuzen des Feldes „eingeschränkter Leistungsanspruch gemäß § 16 Absatz 3a SGB V“.
Telefon- und Faxnummer- Angabe	Der überweisende Vertragsarzt kann bei einer eiligen Befundübermittlung vermerken, an welche Telefon- bzw. Faxnummer der Befund ebenfalls nachrichtlich zu übermitteln ist.
Behandlung gemäß § 116b SGBV	Dieses Feld ist zurzeit nicht aktiviert.
Quartal	Das Quartal ist entsprechend den Vorgaben der anderen Vordrucke einzutragen. Sollte der Laborarzt die Bestimmung der Laborwerte erst im Folgequartal vornehmen, kann Muster 10 verwendet werden, wenn der Gültigkeitszeitraum der Gesundheitskarte nicht überschritten wird.
Empfängnisregelung, Sterilisation, Schwangerschaftsabbruch	Das Feld ist anzukreuzen, wenn die Bestimmung der Laborparameter mit einer dieser drei Maßnahmen zusammenhängt.

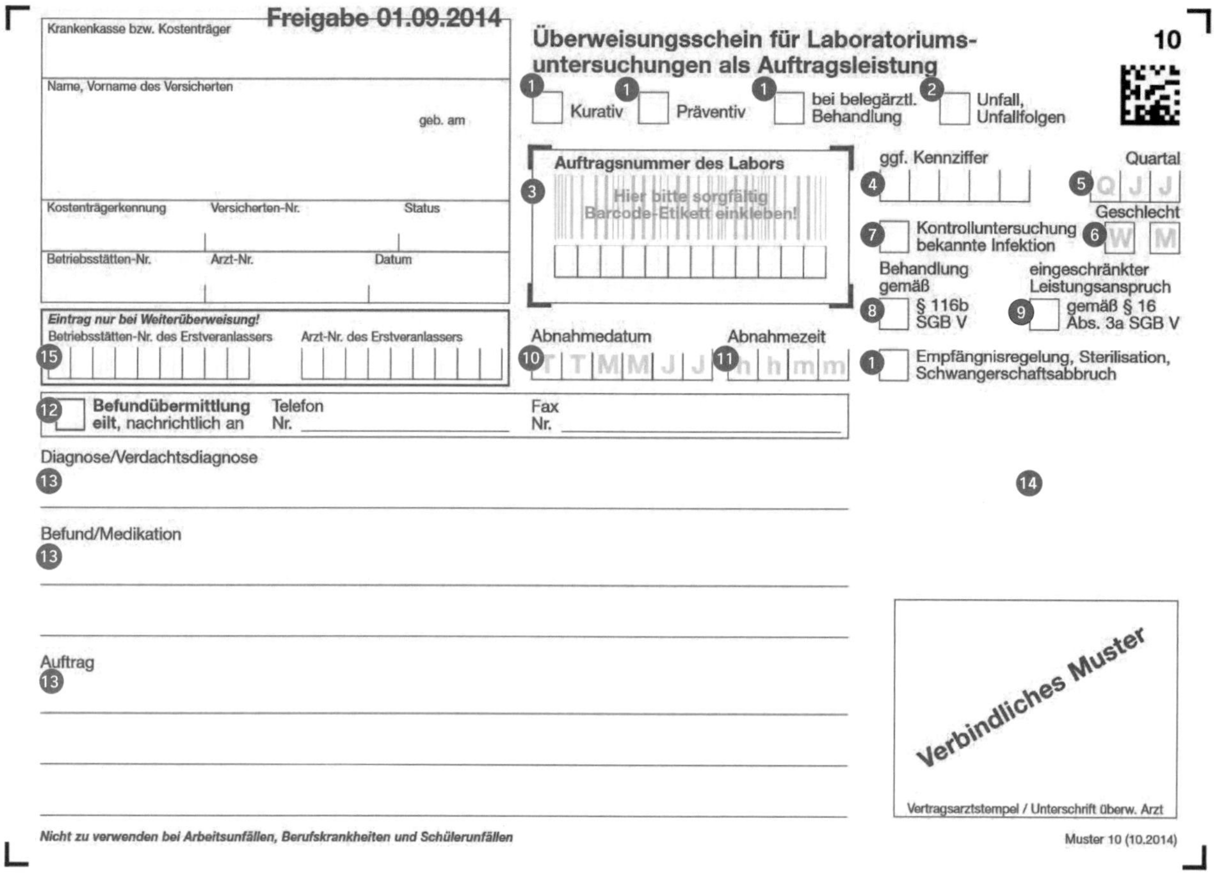

Freigabe 01.09.2014

Krankenkasse bzw. Kostenträger

Name, Vorname des Versicherten

geb. am

Kostenträgerkennung | Versicherten-Nr. | Status

Betriebsstätten-Nr. | Arzt-Nr. | Datum

Eintrag nur bei Weiterüberweisung!
15 Betriebsstätten-Nr. des Erstveranlassers | Arzt-Nr. des Erstveranlassers

12 Befundübermittlung eilt, nachrichtlich an | Telefon Nr. | Fax Nr.

Überweisungsschein für Laboratoriumsuntersuchungen als Auftragsleistung 10

1 Kurativ | 1 Präventiv | 1 bei belegärztl. Behandlung | 2 Unfall, Unfallfolgen

3 Auftragsnummer des Labors
Hier bitte sorgfältig Barcode-Etikett einkleben!

4 ggf. Kennziffer

5 Quartal Q J J

6 Geschlecht W M

7 Kontrolluntersuchung bekannte Infektion

Behandlung gemäß
8 § 116b SGB V

eingeschränkter Leistungsanspruch
9 gemäß § 16 Abs. 3a SGB V

10 Abnahmedatum T T M M J J

11 Abnahmezeit h h m m

1 Empfängnisregelung, Sterilisation, Schwangerschaftsabbruch

Diagnose/Verdachtsdiagnose
13

14

Befund/Medikation
13

Auftrag
13

Verbindliches Muster

Vertragsarztstempel / Unterschrift überw. Arzt

Nicht zu verwenden bei Arbeitsunfällen, Berufskrankheiten und Schülerunfällen

Muster 10 (10.2014)

Quelle: Erläuterungen zur Vereinbarung über Vordrucke für die vertragsärztliche Versorgung. Stand: Oktober 2017. URL: www.kbv.de/media/sp/02_Erlaeuterungen.pdf (Datum der Recherche 09.10.2017)

2. Ordnen Sie die Nummern der Inhalte des Vordrucks Muster 10 den Zeilen in der Tabelle zu, indem Sie im Feld „Inhalte der Vordrucke" der Tabelle die entsprechende Nummer notieren.

3. Verbinden Sie die Erklärungsfelder über Pfeile mit den Feldern des Vordrucks.

4. Lesen Sie den Informationstext und füllen Sie die Erklärungsfelder aus.

5. Füllen Sie für die Patientin Elke Schnieder anhand der o. g. und folgenden Angaben das Muster 10A aus: Schnieder, Elke, geb. am 02.03.1939, wohnhaft Gartenstraße 34 in 26781 Musterstadt. Die Rentnerin ist bei der DAK versichert, Versicherten-Nr.: A6598331.

6. Was müssten Sie beachten, wenn Frau Schnieder an Diabetes mellitus erkrankt wäre? Begründen Sie Ihre Angaben.

Laboruntersuchungen zu den unten aufgeführten Erkrankungen belasten nicht das Laborbudget.

Nr.	Indikation
32005	antivirale Therapie der chronischen Hepatitis B oder C mit Interferon und/oder Nukleosidanaloga
32006	Erkrankungen oder Verdacht auf Erkrankungen, bei denen eine gesetzliche Meldepflicht besteht, sofern in diesen Krankheitsfällen mikrobiologische, virologische oder infektionsimmunologische Untersuchungen durchgeführt werden, oder Krankheitsfälle mit meldepflichtigem Nachweis eines Krankheitserregers. Anmerkung: z. B. Hepatitis A, Hepatitis B, Hepatitis C, Stuhl auf pathogene Keime, Tuberkulose, s. a. Bundesseuchengesetz § 3
32007	Vorsorgeuntersuchungen gemäß den Mutterschaftsrichtlinien des Bundesausschusses der Ärzte und Krankenkassen, soweit die Leistungen nach Kapitel O abzurechnen sind, oder prä- bzw. perinatale Infektionen
32008	Anfallsleiden unter antiepileptischer Therapie oder Psychosen unter Clozapintherapie
32009	allergische Erkrankungen bei Kindern bis zum vollendeten 6. Lebensjahr
32010	genetisch bedingte Erkrankungen oder Verdacht auf diese Erkrankungen, sofern molekulargenetische oder molekularpathologische Untersuchungen nach den Nrn. 11310 bis 11312, 11320 bis 11322 durchgeführt werden
32011	therapiepflichtige hämolytische Anämie, Diagnostik und Therapie der hereditären Thrombophilie, des Antiphospholipidsyndroms oder der Hämophilie
32012	Tumorerkrankung unter parenteraler tumorspezifischer Behandlung oder progrediente Malignome unter Palliativbehandlung
32013	Diagnostik und Therapie von Fertilitätsstörungen, soweit die Laborleistungen nicht Bestandteil der Leistungen nach den Nrn. 08530 bis 08561 sind
32014	substitutionsgeschützte Behandlung Opiatabhängiger gemäß den Richtlinien des Bundesausschusses der Ärzte und Krankenkassen
32015	orale Antikoagulantientherapie
32016	präoperative Labordiagnostik vor ambulanten oder belegärztlichen Eingriffen in Narkose oder in rückenmarksnaher Regionalanästhesie
32017	manifeste angeborene Stoffwechsel- und/oder endokrinologische Erkrankung(en) bei Kindern und Jugendlichen bis zum vollendeten 18. Lebensjahr oder Mukoviszidose
32018	chronische Niereninsuffizienz mit einer endogenen Kreatinin-Clearence < 25 ml/min
32019	Erkrankungen mit systemischer Zytostatika-Therapie und/oder Strahlentherapie
32020	HLA-Diagnostik vor und/oder Nachsorge unter immunsuppressiver Therapie nach alloplastischer Transplantation eines Organs oder hämatopoetischer Stammzellen
32021	therapiebedürftige HIV-Infektionen
32022	manifester Diabetes mellitus
32023	rheumatoide Arthritis (PCP) einschl. Sonderformen und Kollagenosen unter immunsuppressiver oder immunmodulierender Langzeit-Basistherapie

Exkurs – Laborleistungen in Komplexen

Abrechnung von Laborparametern bei der Gesundheitsuntersuchung

Im Zusammenhang mit der Gesundheitsuntersuchung (Check-up 35) nach G.-Nr. 01732 wird der Urin mithilfe einer Teststreifenuntersuchung untersucht, Glukose und Cholesterin werden (quantitativ) bestimmt. Diese Laboruntersuchungen sind nicht in der Abrechnungsziffer 01732 enthalten und müssen zusätzlich zur Gesundheitsuntersuchung berechnet werden. Im Regelfall wird die Teststreifenuntersuchung des Urins (G.-Nr. 32880) in der Praxis durchgeführt und die Bestimmung des Cholesterins (G.-Nr. 32882) durch die Laborgemeinschaft vorgenommen. Glukose (G.-Nr. 32881) wird entweder durch die Praxis oder durch die Laborgemeinschaft bestimmt. Werden Cholesterin und Glukose durch die Laborgemeinschaft bestimmt, müssen die beiden Parameter über Muster 10A angefordert werden. In diesem Fall muss das Feld „präventiv" angekreuzt werden. Der Glukosewert wird durch Kennzeichnung des Feldes 28, Cholesterin durch Kennzeichnung des Feldes 19 angefordert.

Fortsetzung Aufgabe 2

Ggf. Kennziffer:

Auftrag

Barcode Etikett:

Diagnosen:

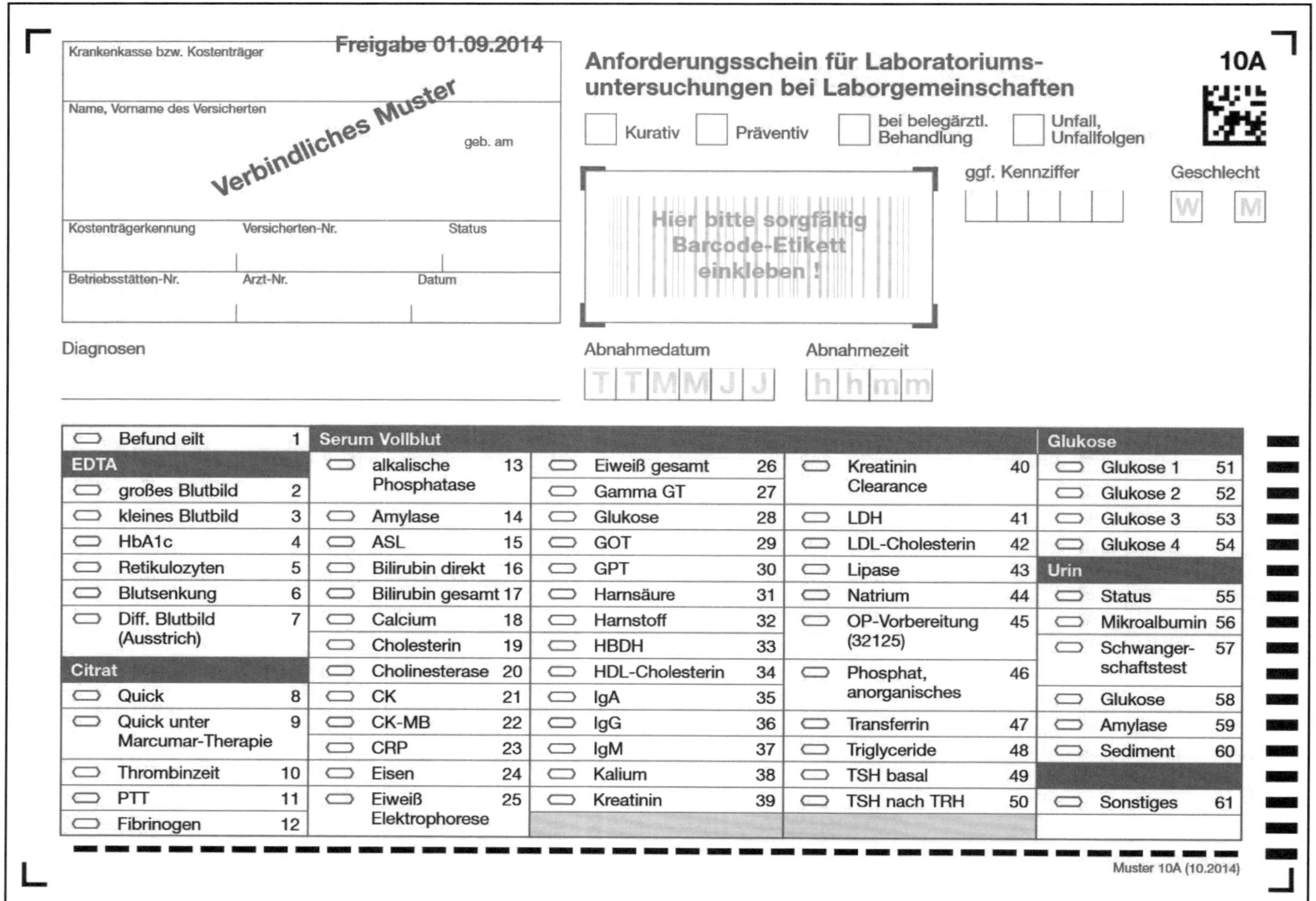

Freigabe 01.09.2014

Verbindliches Muster

Krankenkasse bzw. Kostenträger

Name, Vorname des Versicherten

geb. am

Kostenträgerkennung | Versicherten-Nr. | Status

Betriebsstätten-Nr. | Arzt-Nr. | Datum

Diagnosen

Anforderungsschein für Laboratoriums-untersuchungen bei Laborgemeinschaften **10A**

☐ Kurativ ☐ Präventiv ☐ bei belegärztl. Behandlung ☐ Unfall, Unfallfolgen

Hier bitte sorgfältig Barcode-Etikett einkleben !

ggf. Kennziffer

Geschlecht W M

Abnahmedatum T T M M J J

Abnahmezeit h h m m

Befund eilt 1	**Serum Vollblut**			**Glukose**
EDTA	alkalische Phosphatase 13	Eiweiß gesamt 26	Kreatinin Clearance 40	Glukose 1 51
großes Blutbild 2		Gamma GT 27		Glukose 2 52
kleines Blutbild 3	Amylase 14	Glukose 28	LDH 41	Glukose 3 53
HbA1c 4	ASL 15	GOT 29	LDL-Cholesterin 42	Glukose 4 54
Retikulozyten 5	Bilirubin direkt 16	GPT 30	Lipase 43	**Urin**
Blutsenkung 6	Bilirubin gesamt 17	Harnsäure 31	Natrium 44	Status 55
Diff. Blutbild (Ausstrich) 7	Calcium 18	Harnstoff 32	OP-Vorbereitung (32125) 45	Mikroalbumin 56
	Cholesterin 19	HBDH 33		Schwanger-schaftstest 57
Citrat	Cholinesterase 20	HDL-Cholesterin 34	Phosphat, anorganisches 46	
Quick 8	CK 21	IgA 35		Glukose 58
Quick unter Marcumar-Therapie 9	CK-MB 22	IgG 36	Transferrin 47	Amylase 59
	CRP 23	IgM 37	Triglyceride 48	Sediment 60
Thrombinzeit 10	Eisen 24	Kalium 38	TSH basal 49	
PTT 11	Eiweiß Elektrophorese 25	Kreatinin 39	TSH nach TRH 50	Sonstiges 61
Fibrinogen 12				

Muster 10A (10.2014)

2.7 Arbeitsunfähigkeitsbescheinigung (Muster 1a – d)

Fallbeispiel

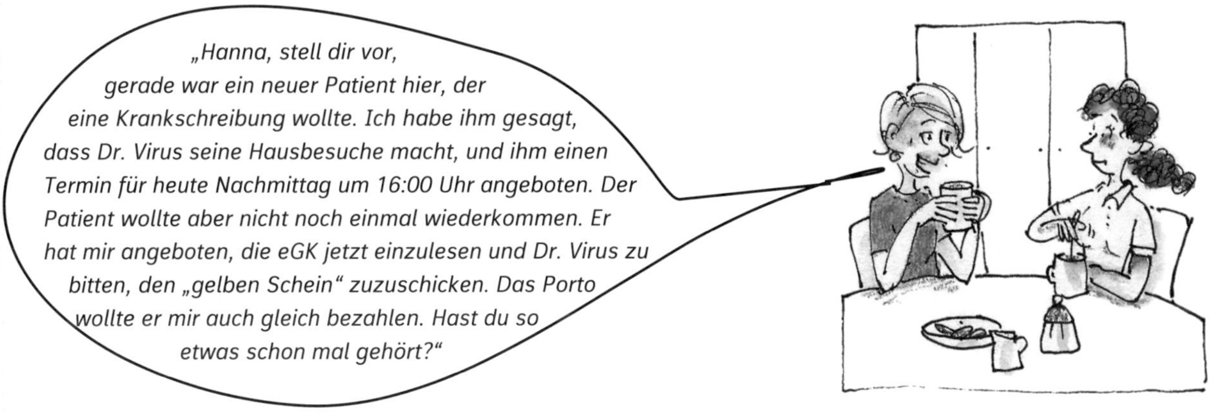

Aufgaben

1. Warum ist Luise über das Anliegen des Patienten so empört? Nehmen Sie Stellung zu dem Wunsch des Patienten.

Informationstext

Funktion

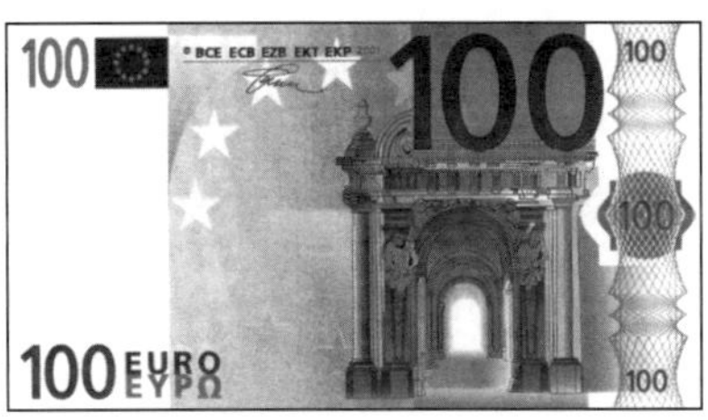

Patienten mit Anspruch nach dem Lohnfortzahlungsgesetz haben i. d. R. im Krankheitsfall sechs Wochen Anspruch auf Lohnfortzahlung, wenn sie dem Arbeitgeber eine Arbeitsunfähigkeitsbescheinigung nach Muster 1 vorlegen. Kann der Arbeitnehmer keine ärztliche Bescheinigung der Arbeitsunfähigkeit vorlegen, hat er keinen Anspruch auf Lohnfortzahlung. Die Beurteilung der Arbeitsfähigkeit muss aufgrund ihrer großen arbeits- und sozialversicherungsrechtlichen Bedeutung sehr sorgfältig geschehen. Daraus ergibt sich auch der folgende Grundsatz:

Die Arbeitsunfähigkeit soll nicht rückwirkend bescheinigt werden. Nach strenger Prüfung und maximal für einen Zeitraum von drei Tagen ist dies in seltenen Ausnahmefällen möglich.

Aufbau

Der Vordruck besteht aus vier Teilen. Alle Teile haben unter der Bezeichnung „Arbeitsunfähigkeitsbescheinigung" einen Vermerk, wer welchen Teil des Vordrucks erhält. Muster 1d verbleibt für 12 Monate in der Praxis des ausstellenden Arztes. Die anderen drei Teile erhält der Patient. Dieser ist im eigenen Interesse angehalten, einen Teil innerhalb von einer Woche seiner Krankenkasse und den anderen Durchschlag unverzüglich dem Arbeitgeber zukommen zu lassen. Einen Durchschlag behält er selber. Auf diesem Teil findet sich ein Hinweis darauf, wann er sich bei Fortbestehen der Arbeitsunfähigkeit wieder in der Praxis vorstellen muss, um seine Arbeitsunfähigkeit lückenlos nachweisen zu können. Auch die Verpflichtung, der Krankenkasse innerhalb von einer Woche den entsprechenden Teil der AU zuzusenden, ist dort vermerkt. Nur bei lückenlosem Nachweis der Arbeitsunfähigkeit erhält der Patient auch für den entsprechenden Zeitraum seiner Arbeitsunfähigkeit Krankengeld von seiner Krankenkasse. Ist der Anspruchsberechtigte länger als sechs Wochen aufgrund derselben Erkrankung arbeitsunfähig, erhält er Krankengeld von seiner Krankenkasse. Das Krankengeld beträgt 70 % des regelmäßigen Arbeitseinkommens und darf 90 % des Nettogehaltes nicht übersteigen. Krankengeld wird maximal für 78 Wochen innerhalb von drei Jahren gezahlt. Je nach Regelung durch den Arbeitgeber ist der arbeitsunfähige Arbeitnehmer verpflichtet, spätestens am vierten Tag der Arbeitsunfähigkeit die ärztliche Bescheinigung vorzulegen. Der Durchschlag des Vordrucks für den Arbeitgeber enthält aus Datenschutzgründen keine Angaben zur Diagnose. Die aktuell ausgeübte Tätigkeit des Patienten ist die Grundlage für die Beurteilung, ob der Patient arbeitsunfähig ist oder nicht. Der erlernte Beruf, der zurzeit aber nicht ausgeübt wird, ist bei der Entscheidung über die Arbeits(un)fähigkeit nicht entscheidend.

Inhalt

Bei der Bescheinigung der Arbeitsunfähigkeit muss zwischen der erstmaligen und fortgesetzten Krankschreibung unterschieden werden. Die Differenzierung bezieht sich auf dieselbe Erkrankung. Wird der Patient z. B. aufgrund einer akuten Gastritis erstmalig für drei Tage arbeitsunfähig geschrieben, muss das Feld „Erstbescheinigung" angekreuzt werden. Ist der Patient am vierten Tag allerdings noch nicht wieder arbeitsfähig und die Krankschreibung

muss z. B. für weitere zwei Tage erfolgen, muss das Feld „Folgebescheinigung" angekreuzt werden. Bei der Erstbescheinigung und der ersten Folgebescheinigung ist also dieselbe Diagnose anzugeben.
Ist der Patient nach diesen drei Tagen wieder arbeitsfähig, erkrankt er aber wenige Tage später an einer akuten Bronchitis, die zur Krankschreibung führt, muss das Feld „Erstbescheinigung" angekreuzt werden. Kommt der Patient mit einer anderen Erkrankung und war zwischenzeitlich – wenn auch nur für kurze Zeit – arbeitsfähig, muss das Feld „Erstbescheinigung" angekreuzt werden.
Wird der Patient erstmalig krankgeschrieben, wird in dem Feld „Arbeitsunfähig seit" der erste Tag der Arbeitsunfähigkeit und im Feld „Voraussichtlich arbeitsunfähig bis einschließlich" das wahrscheinliche Ende der Arbeitsunfähigkeit vermerkt. Das Feststellungsdatum („Festgestellt am") ist dann – bei Einhaltung des o. g. Grundsatzes – mit dem Tagesdatum im Personalienfeld und dem ersten Tag der Arbeitsunfähigkeit identisch.
Handelt es sich um eine Folgebescheinigung, ergibt sich eine Änderung. Das Feld „Arbeitsunfähig seit" wird nicht bzw. mit 00 00 00 ausgefüllt. Das Feststellungsdatum bezieht sich auf die Feststellung der fortdauernden Arbeitsunfähigkeit und ist auch hier im Regelfall mit dem Tagesdatum des Personalienfeldes identisch.
Selbstverständlich steht auf der Erst- und der Folgebescheinigung dieselbe Diagnose. Die Angabe der Diagnose erfolgt ausschließlich verschlüsselt nach ICD-10-GM.
Wird der Patient stationär in ein Krankenhaus aufgenommen, stellt der einweisende Vertragsarzt mit der Einweisung die Bescheinigung der Arbeitsunfähigkeit aus. Das Tagesdatum im Feld „Arbeitsunfähig seit" ergibt sich daraus, ob es sich um eine Erst- oder Folgebescheinigung handelt (s. o.). In das Feld „Voraussichtlich arbeitsunfähig bis einschließlich" wird anstelle eines Datums der Vermerk „stationäre Krankenhausbehandlung" eingetragen. Dies ergibt sich aus der Richtlinie, dass die Arbeitsunfähigkeitsbescheinigung von Vertragsärzten auszustellen ist und im Regelfall nicht von Krankenhausärzten. Die Arbeitsunfähigkeit dieses Patienten ergibt sich zwangsläufig aus der Tatsache, dass er sich in stationärer Behandlung befindet. Nach der Krankenhausentlassung stellt sich der Patient umgehend wieder bei seinem Arzt vor. Dieser entscheidet dann darüber, ob der Patient weiter arbeitsunfähig geschrieben wird oder nicht. Sollte eine weitere Krankschreibung notwendig sein, wird eine Folgebescheinigung (s. o.) ausgestellt. Der Arzt stellt am Ende des Krankengeldbezuges bzw. wenn das Ende der Erkrankung absehbar ist, eine Endbescheinigung aus. Für den lückenlosen Nachweis der Arbeitsunfähigkeit ist es wichtig, dass sich der Patient bei Fortbestehen der Arbeitsunfähigkeit spätestens am auf den letzten Tag der Arbeitsunfähigkeit folgenden Werktag wieder bei seinem Arzt vorstellt. Samstage gelten in diesem Zusammenhang nicht als Werktage.
Im Rahmen des Entlassmanagements kann das Krankenhaus für einen Zeitraum von maximal sieben Tagen nach der Krankenhausentlassung die Arbeitsunfähigkeit auf Muster 1 bescheinigen, falls dies für die Versorgung unmittelbar nach der Entlassung des Patienten aus der stationären Versorgung notwendig ist.
Die Folge der Arbeitsunfähigkeit aufgrund eines Arbeitsunfalls oder aufgrund einer Berufskrankheit muss durch das Ankreuzen des Feldes „Arbeitsunfall, Arbeitsunfallfolgen, Berufskrankheit" kenntlich gemacht werden. In diesem Zusammenhang kann die Vorstellung beim Durchgangsarzt notwendig sein, sodass dann auch das Feld „Dem Durchgangsarzt zugewiesen" anzukreuzen ist. In diesen Fällen ist als Kostenträger trotzdem die Krankenkasse des Patienten einzutragen, nicht der Unfallversicherungsträger des Patienten. Der Durchschlag der AU-Bescheinigung wird zur Krankenkasse des Patienten geschickt.

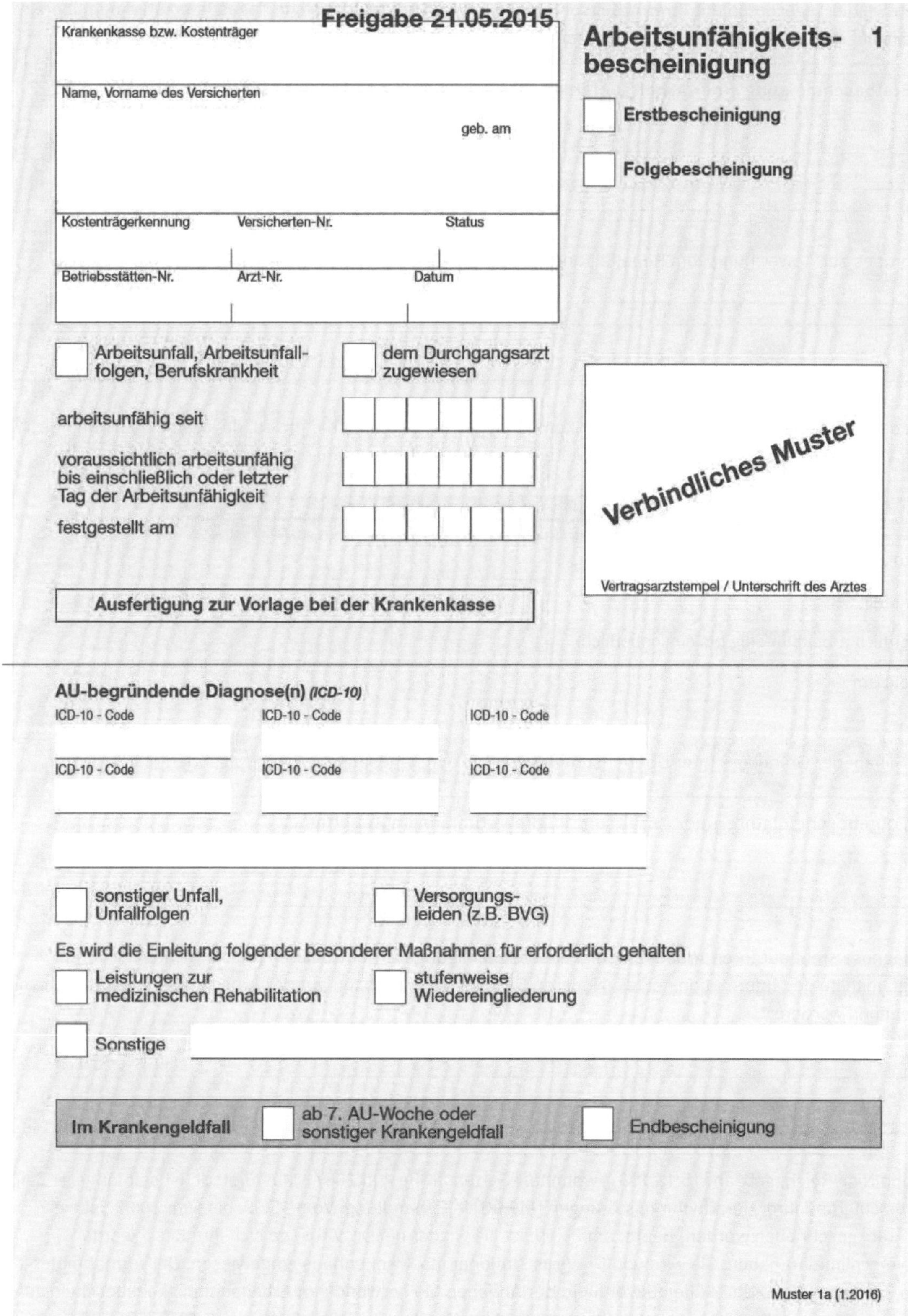

Freigabe 21.05.2015

Krankenkasse bzw. Kostenträger

Name, Vorname des Versicherten

geb. am

Kostenträgerkennung | Versicherten-Nr. | Status

Betriebsstätten-Nr. | Arzt-Nr. | Datum

Arbeitsunfähigkeits-bescheinigung 1

☐ Erstbescheinigung

☐ Folgebescheinigung

☐ Arbeitsunfall, Arbeitsunfall-folgen, Berufskrankheit

☐ dem Durchgangsarzt zugewiesen

arbeitsunfähig seit

voraussichtlich arbeitsunfähig bis einschließlich oder letzter Tag der Arbeitsunfähigkeit

festgestellt am

Verbindliches Muster

Vertragsarztstempel / Unterschrift des Arztes

Ausfertigung zur Vorlage bei der Krankenkasse

AU-begründende Diagnose(n) *(ICD-10)*

ICD-10 - Code | ICD-10 - Code | ICD-10 - Code

ICD-10 - Code | ICD-10 - Code | ICD-10 - Code

☐ sonstiger Unfall, Unfallfolgen

☐ Versorgungs-leiden (z.B. BVG)

Es wird die Einleitung folgender besonderer Maßnahmen für erforderlich gehalten

☐ Leistungen zur medizinischen Rehabilitation

☐ stufenweise Wiedereingliederung

☐ Sonstige

Im Krankengeldfall ☐ ab 7. AU-Woche oder sonstiger Krankengeldfall ☐ Endbescheinigung

Muster 1a (1.2016)

2. Lesen Sie den Abschnitt „Funktion" des Informationstextes durch und erklären Sie, wie lange für Anspruchsberechtigte der Lohn im Krankheitsfall gezahlt wird.
3. Welche Funktion hat die Bescheinigung der Arbeitsunfähigkeit nach Muster 1 a–d?
4. Beschreiben Sie den Aufbau des Vordrucks und geben Sie an, wer welchen Teil der Bescheinigung erhält.
5. Wodurch unterscheiden sich die Durchschläge der Krankenkasse und des Arztes von dem Durchschlag für den Arbeitgeber? Begründen Sie Ihre Entscheidung.
6. Kleben Sie eine Arbeitsunfähigkeitsbescheinigung in den gekennzeichneten Bereich auf Seite 54 ein. Füllen Sie dann anhand der Angaben den Vordruck aus: Müller, Georg, geb. am 06.08.1970, wohnhaft Hauptstraße 78 in 26871 Musterstadt. Herr Müller ist selbstversichert bei der BKK Karstadt AG, Versicherten-Nr.: A4622831. Der Patient erscheint heute (10.09. d. J.) in der Praxis. Nach einer klinischen Untersuchung diagnostiziert Dr. Virus einen grippalen Infekt [J06.9G] und schreibt den Patienten ab heute erstmalig für drei Tage arbeitsunfähig.

7. Vergleichen Sie die Tagesdaten auf Ihrer Arbeitsunfähigkeitsbescheinigung. Welche Tagesdaten stimmen überein? Ergänzen Sie auf der Grundlage Ihrer Übereinstimmungen den folgenden Merksatz:

Bei der Erstbescheinigung einer Arbeitsunfähigkeit stimmen im Regelfall überein ...

8. Wann kommt es zur Abweichung vom Regelfall und welche zeitliche Abweichung kann sich maximal ergeben?

9. Geben Sie die Tagesdaten an: Herr Georg Müller kommt am 13.09. erneut in die Praxis, da sich sein Zustand nicht wesentlich verbessert hat. Herr Müller wird für weitere zwei Tage arbeitsunfähig geschrieben.

Tagesdaten	Datumsangabe		
Tagesdatum im Personalienfeld			
Arbeitsunfähig seit			
Voraussichtlich arbeitsunfähig bis einschließlich			
Festgestellt am			

10. Ergänzen Sie auf der Grundlage Ihrer Übereinstimmungen bei den Tagesangaben den folgenden Merksatz:

Bei der Folgebescheinigung einer Arbeitsunfähigkeit stimmen im Regelfall ...

11. Welche Diagnose steht auf Ihren Arbeitsunfähigkeitsbescheinigungen? Kontrollieren Sie die Richtigkeit Ihrer Angabe ggf. mithilfe des Informationstextes. Notieren Sie, wie die Diagnosen auf der Arbeitsunfähigkeitsbescheinigung angegeben werden.

12. Die Patientin Nina Reich, geb. am 15.12.1961, wohnhaft Gartenstraße 4 in 26871 Musterstadt, ist seit längerer Zeit bei Dr. Virus aufgrund ihrer Herzrhythmusstörungen [I49.9G] in Behandlung. Vom 15.09. bis zum 20.09. ist sie erstmalig krankgeschrieben worden. Heute, am 21.09. ist sie wieder bei Dr. Virus, da sich ihre Beschwerden erheblich verschlimmert haben. Sie wird von Dr. Virus stationär ins Krankenhaus eingewiesen. Der Aufnahmetermin ist am 22.09. um 09:30 Uhr. Füllen Sie anhand der Angaben die notwendigen Arbeitsunfähigkeitsbescheinigungen für die Patientin aus. Die Patientin ist selbstversichert bei der Barmer, Versicherten-Nr.: A8755691.

13. Ein Patient ist aufgrund eines Herzinfarkts jetzt die siebte Woche arbeitsunfähig geschrieben. Geben Sie an, wie eine weitere Arbeitsunfähigkeit bescheinigt wird.

14. Sie nehmen am 11.09. in der Praxis das folgende Telefonat entgegen. Formulieren Sie in wörtlicher Rede, was Sie dem Arbeitgeber antworten (s. Aufgabe 6, S. 51).
„Guten Tag. Hier spricht Herr Berger. Ich bin der Arbeitgeber von Herrn Georg Müller. Der müsste bei Ihnen Patient sein. Jedenfalls liegt mir eine ‚AU' Ihrer Praxis vor. Das Ende der Arbeitsunfähigkeit ist nicht lesbar aufgedruckt. Deshalb rufe ich jetzt an. Ich würde gerne wissen, warum Herr Müller krankgeschrieben ist und wann er wieder zur Arbeit kommen wird."

15. Welche Angaben dürften Sie im o. g. Fall machen, wenn ein Sachbearbeiter der Krankenkasse am Telefon wäre? Begründen Sie Ihre Antwort.

16. Hubert Meyer, geb. am 03.10.1085, ist von Dr. Virus erstmalig vom 07.11. bis 12.11. arbeitsunfähig geschrieben. Geben Sie an, an welchem Tag sich Herr Meyer spätestens wieder in der Praxis vorstellen muss, wenn eine Verlängerung der Arbeitsunfähigkeit droht. Gehen Sie davon aus, ...

a) dass der 12.11. ein Donnerstag ist.

b) dass der 12.11. ein Freitag ist.

Fortsetzung Aufgabe 6

Fallbeispiel

Frau Wilke erscheint mit ihrer kleinen Tochter Imke in der Praxis. Imke hat hohes Fieber, sie erbricht sich und hat Durchfall.

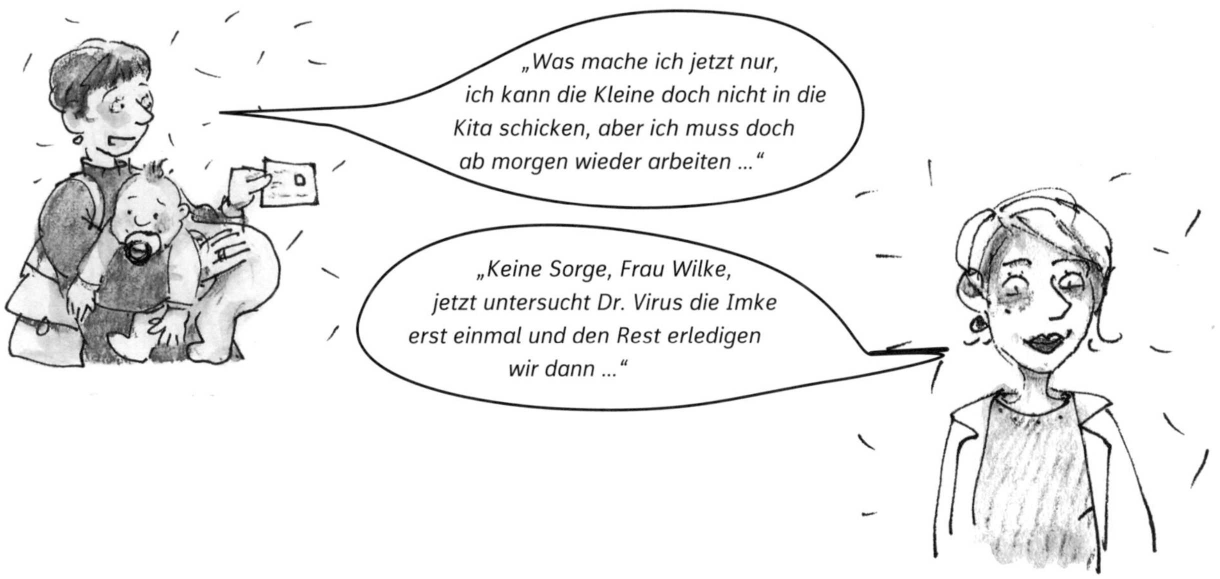

Aufgaben

1. Nehmen Sie den Vordruck Muster 21 und geben Sie an, welche Möglichkeit Frau Wilke hat, ihre Tochter Imke während ihrer Erkrankung zu betreuen.

____

____

Informationstext

Ärztliche Bescheinigung für den Bezug von Krankengeld bei Erkrankung des Kindes (Muster 21)
Eine Arbeitsunfähigkeit liegt nicht vor, wenn ein erkranktes Kind beaufsichtigt, betreut oder gepflegt werden muss und deshalb z. B. die Mutter/der Vater der Arbeit fernbleiben muss. In diesem Fall haben Versicherte gemäß § 45 SGB V Anspruch auf Krankengeld bei einer Erkrankung des Kindes, wenn die Notwendigkeit der Beaufsichtigung, Betreuung oder Pflege ärztlich bescheinigt worden ist (Muster 21), keine andere im Haushalt lebende Person diese Aufgaben übernehmen kann und das Kind das 12. Lebensjahr noch nicht vollendet hat oder behindert und auf Hilfe angewiesen ist. Der Anspruch auf Krankengeld bei Erkrankung des Kindes besteht in jedem Kalenderjahr für jedes Kind für maximal 10 Arbeitstage pro Elternteil. Zusammen haben Mutter und Vater pro Kind bis zu 20 Tage Anspruch auf Krankengeld bei Erkrankung des Kindes. Die Ansprüche können allerdings nicht von einem Elternteil auf das andere Elternteil übertragen werden. Alleinerziehende Mütter/Väter haben Anspruch auf 20 Arbeitstage im Kalenderjahr. Bei drei und mehr Kindern besteht ein Anspruch von maximal 25 Arbeitstagen pro Elternteil bzw. 50 Arbeitstage für alleinerziehende Mütter/Väter. Keinen Anspruch auf Krankengeld bei Erkrankung des Kindes besteht, wenn z. B. die Mutter, die die Betreuung des Kindes übernimmt, selbst im Krankenhaus ist, da nicht das Kind, sondern die Betreuungsperson erkrankt ist. Muss der Vater in dieser Situation zu Hause bleiben, um das Kind zu betreuen, muss dies privat organisiert und finanziert werden.
Legt eine Mutter/ein Vater die ärztliche Bescheinigung nach Muster 21 dem Arbeitgeber vor, hat sie/er Anspruch auf unbezahlte Freistellung von der Arbeit. Dieser Freistellungsanspruch kann vom Arbeitgeber vertraglich nicht ausgeschlossen oder eingeschränkt werden. Der Arbeitgeber legt die Bescheinigung nach Muster 21 der Krankenkasse des Arbeitnehmers vor. Deshalb ist die Angabe der Krankenkasse des Kindes im Personalienfeld des Musters 21 entbehrlich.

Die Arztpraxis gibt im Personalienfeld auf der Bescheinigung nach Muster 21 mindestens den Namen, den Vornamen und das Geburtsdatum sowie die Anschrift des Kindes an.
Weiterhin ist durch Ankreuzen der entsprechenden Felder zu dokumentieren, dass aufgrund der Erkrankung des Kindes die Betreuung und Aufsicht durch die Mutter/den Vater notwendig sind. Ob die Erkrankung im Zusammenhang mit einem Unfall steht, muss ebenfalls durch Ankreuzen deutlich gemacht werden.

Selbstverständlich ist durch Datumsangabe der Zeitraum der Betreuung und Beaufsichtigung einzutragen. Die Bescheinigung nach Muster 21 muss den Vertragsarztstempel und die Unterschrift des Arztes enthalten. Die Rückseite des Vordrucks füllt der Versicherte aus, der Anspruch auf Krankengeld geltend macht.

Das Krankengeld beträgt 90 % des Nettoarbeitsentgeltes. Einmalzahlungen, z. B. Urlaubs- oder Weihnachtsgeld, werden berücksichtigt, wenn sie in den letzten zwölf Monaten vor Antragstellung gezahlt wurden. Für 2017 liegt die Höchstgrenze für das Kinderkrankengeld bei 101,50 € täglich. Ist die Erkrankung des Kindes auf einen Unfall in der KiTa oder der Schule zurückzuführen, zahlt die gesetzliche Unfallversicherung das Krankengeld. Privat Versicherte haben im Regelfall keinen Anspruch auf Zahlung von Kinderkrankengeld.

Freigabe 01.09.2014

Krankenkasse bzw. Kostenträger

Name, Vorname des Versicherten

geb. am

Kostenträgerkennung | Versicherten-Nr. | Status

Betriebsstätten-Nr. | Arzt-Nr. | Datum

Ärztliche Bescheinigung für den Bezug von Krankengeld bei Erkrankung eines Kindes **21**

Das genannte Kind bedarf/bedurfte

vom T T M M J J

bis einschließlich T T M M J J

der Beaufsichtigung, Betreuung oder Pflege wegen Krankheit.

Die Art der Erkrankung macht die Betreuung und Beaufsichtigung

notwendig ☐ ja ☐ nein

Unfall ☐ ja ☐ nein

Verbindliches Muster

Vertragsarztstempel / Unterschrift des Arztes

Muster 21 (10.2014)

Antrag des Versicherten* für den Bezug von Krankengeld bei Erkrankung eines Kindes

Name, Vorname | Geburtsdatum T T M M J J | Versichertennummer

PLZ | Wohnort | Straße, Haus-Nr.

Freigabe 01.09.2014

Kontoinhaber

IBAN

Geldinstitut | BIC

Ich versichere, dass ich zur Beaufsichtigung, Betreuung oder Pflege des erkrankten Kindes der Arbeit ferngeblieben bin und gegen meinen Arbeitgeber während der Freistellung von der Arbeit

☐ keinen Anspruch auf Entgeltfortzahlung habe ☐ Anspruch auf Entgeltfortzahlung für ____ Tage habe

Ich bin Alleinerziehende(r) ☐ ja ☐ nein

Eine andere in meinem Haushalt lebende Person konnte die Beaufsichtigung, Betreuung oder Pflege des erkrankten Kindes nicht übernehmen. Krankengeld aus Anlass einer früheren Erkrankung des umseitig genannten Kindes wurde in diesem Kalenderjahr von mir

☐ nicht ☐ für ____ Tage bezogen

Datum T T M M J J

* *Dieser Antrag ist von dem Versicherten zu stellen, der den Anspruch auf Krankengeld geltend macht.*

Verbindliches Muster

Unterschrift des Versicherten

Aufgaben

2. Lesen Sie den Informationstext zum Muster 21 aufmerksam durch und markieren Sie im Text, welche Voraussetzungen gegeben sein müssen, damit Frau Wilke die Bescheinigung für den Bezug von Krankengeld bei Erkrankung des Kindes erhalten kann.

3. Geben Sie an, wie lange eine Mutter oder ein Vater für ein Kind längstens Anspruch auf Krankengeld bei Erkrankung des Kindes hat.

___

4. Wie hoch wäre der Anspruch, wenn Frau Wilke eine alleinerziehende Mutter wäre?

___

5. Stellen Sie für Frau Wilke das Muster 21 mithilfe der folgenden Angaben aus: Wilke, Imke, geboren am 10.07.2017, versichert über ihren Vater Jochen Wilke bei der AOK Niedersachsen, Frau Wilke ist bei der Barmer krankenversichert. Die Familie wohnt in der Allee 23 in 26871 Musterstadt. Aufgrund ihrer Erkrankung muss Imke für vier Tage betreut und beaufsichtigt werden.

6. Erklären Sie Frau Wilke, was sie mit der Bescheinigung nach Muster 21 machen muss.

___

___

7. Tom Olt, geb. am 04.11.2010, erkrankt am 29.12.2017 und kann bis zum 05.01.2018 nicht in die KITA. Frau Olt hat im Jahr 2017 neun Tage aufgrund verschiedener Erkrankungen ihres Sohnes Krankengeld bei Erkrankung eines Kindes gemäß Muster 21 erhalten. Dies bedeutet, dass ...
   1. Herr Olt eine Bescheinigung gemäß Muster 21 vom 29.12. bis zum 31.12.2017 und Frau Olt vom 01.01. bis zum 05.01.2018 erhalten müssen.
   2. Frau Olt die Bescheinigung gemäß Muster 21 vom 29.12.2017 bis 05.01.2018 erhält. Da ihr Ehemann im Jahr 2017 keinen Anspruch auf Krankengeld geltend gemacht hat, kann sein Anspruch auf seine Frau übertragen werden.
   3. grundsätzlich zwei Bescheinigungen gemäß Muster 21 ausgestellt werden müssen, da der Bezug von Krankengeld nicht quartalsübergreifend ausgestellt werden darf.
   4. Frau Olt die Bescheinigung vom 29.12.2017 bis 05.01.2018 erhalten kann. Dies ist möglich, da Frau Olt für diesen Zeitraum Anspruch auf Bezug von Krankengeld bei Erkrankung eines Kindes hat.

2.8 Arzneiverordnungsblatt (Muster 16)/Lernfeld 4

Fallbeispiel

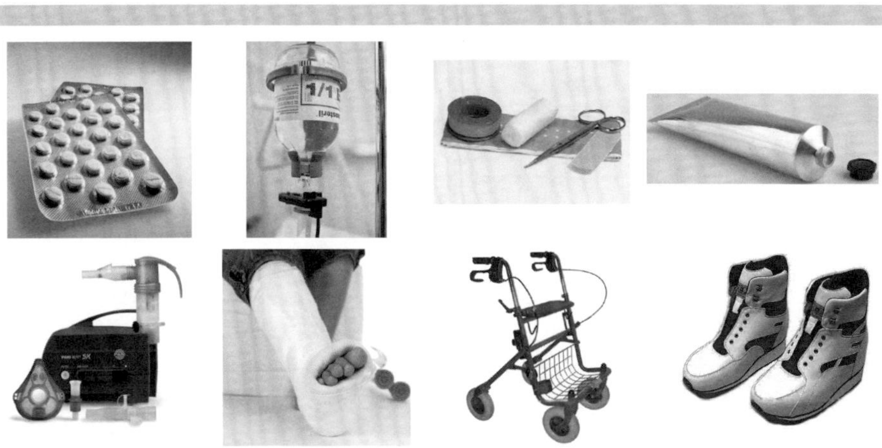

Aufgabe

Lesen Sie die Erklärungen zu den Kategorien „Arzneimittel“, „Verbandmittel“ und „Hilfsmittel“ durch. Ordnen Sie die Bilder den Kategorien zu, indem Sie die abgebildeten Beispiele in der Tabelle notieren.

Kategorie	Erklärung	Beispiele
Arzneimittel	Arzneimittel sind Stoffe, die am oder im menschlichen (tierischen) Organismus eine Wirkung hervorrufen sollen: ► Medikamente heilen, lindern oder verhüten Beschwerden oder Krankheiten, ► Insulin, Kortison, Hormone ersetzen körpereigene Wirkstoffe, ► Antibiotika, Virostatika, Fungizide bekämpfen Krankheitserreger, Parasiten oder körperfremde Stoffe, ► Psychopharmaka beeinflussen den seelischen Zustand des Patienten, ► Schlafmittel, Anabolika, die „Pille“ beeinflussen die Funktion des Körpers und ► Kontrastmitteluntersuchungen und Szintigrafien zeigen Funktion und Zustand des Körpers auf.	► ► ► ► ► u. a.
Verbandmittel	Verbandmittel sind Materialien, die dazu dienen, eine Krankheit zu heilen oder Beschwerden zu lindern. Für die Verschreibung von Verbandmitteln gelten die gleichen Bedingungen wie für die Verordnung von Arzneimitteln.	► ► ► u. a.
Hilfsmittel	Hilfsmittel sind i. d. R. sächliche medizinische Mittel, die dazu dienen, den Erfolg der Krankenbehandlung zu sichern oder eine Behinderung auszugleichen. Versicherte haben Anspruch auf die medizinisch notwendigen, ärztlich verordneten Hilfsmittel, soweit diese nicht als allgemeine Gebrauchsgegenstände des täglichen Lebens anzusehen sind. Der Anspruch umfasst neben der Erstbeschaffung auch eine notwendige Änderung und Instandsetzung des Hilfsmittels. Welche Hilfsmittel zulasten der gesetzlichen Krankenversicherung verordnungsfähig sind, kann dem Hilfsmittelverzeichnis (vgl. www.rehadat.de) entnommen werden.	► ► ► ► u. a

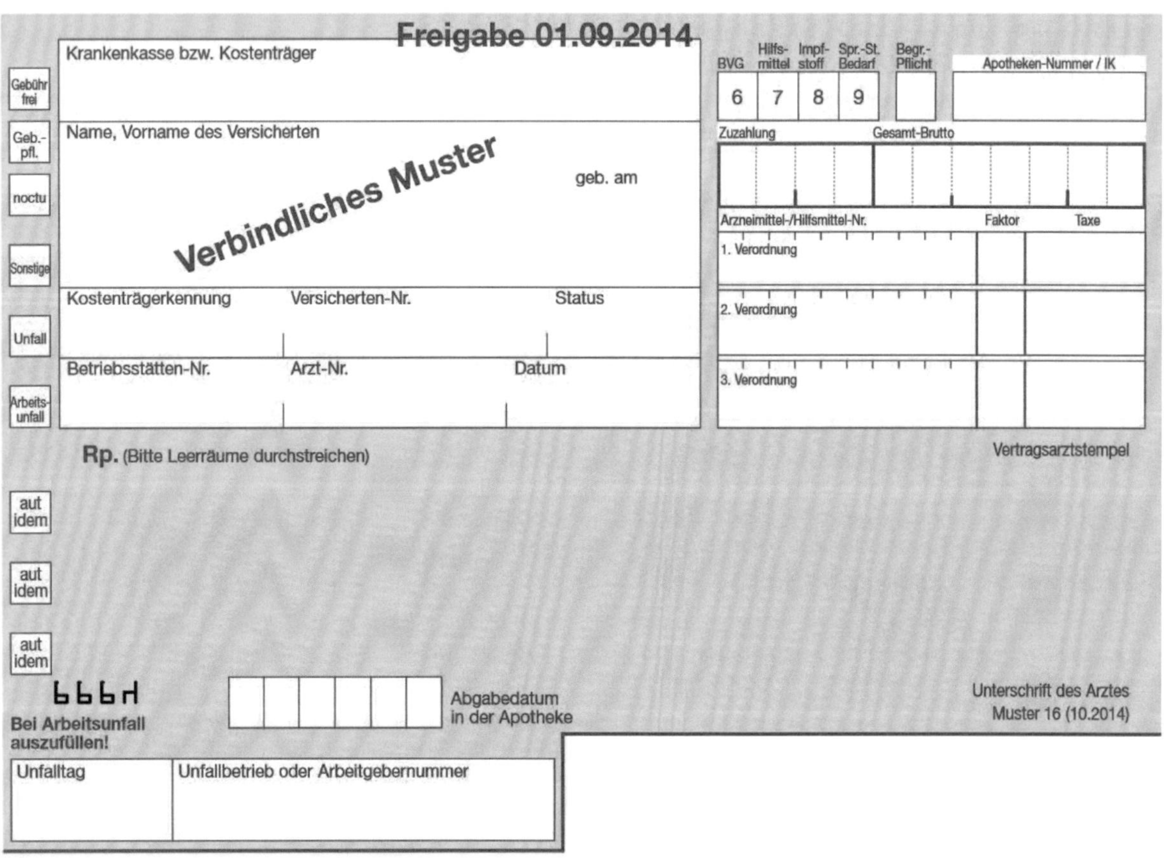
Freigabe 01.09.2014
Gebühr frei
Geb.-pfl.
noctu
Sonstige
Unfall
Arbeitsunfall
Krankenkasse bzw. Kostenträger
Name, Vorname des Versicherten
geb. am
Verbindliches Muster
Kostenträgerkennung
Versicherten-Nr.
Status
Betriebsstätten-Nr.
Arzt-Nr.
Datum
BVG
Hilfsmittel
Impfstoff
Spr.-St. Bedarf
Begr.-Pflicht
Apotheken-Nummer / IK
6 7 8 9
Zuzahlung
Gesamt-Brutto
Arzneimittel-/Hilfsmittel-Nr.
Faktor
Taxe
1. Verordnung
2. Verordnung
3. Verordnung
Rp. (Bitte Leerräume durchstreichen)
Vertragsarztstempel
aut idem
aut idem
aut idem
6664
Bei Arbeitsunfall auszufüllen!
Abgabedatum in der Apotheke
Unterschrift des Arztes
Muster 16 (10.2014)
Unfalltag
Unfallbetrieb oder Arbeitgebernummer

Empfangsbestätigung für Hilfsmittel

Nr.	Datum	Unterschrift des Empfängers
1		
2		
3		

Stempel der Apotheke / des Lieferanten

Vermerke der Krankenkasse

Verbindliches Muster

Freigabe 01.09.2014

Wird das Arzneimittel innerhalb der Zeiten gemäß § 6 Arzneimittelpreisverordnung (Notdienst) abgeholt, so hat der Patient eine Gebühr (2,50 Euro) zu zahlen, sofern der Arzt nicht einen entsprechenden Vermerk (noctu) anbringt.

Funktion und Grundsätze

Über das Arzneiverordnungsblatt (Muster 16) werden sowohl verschreibungspflichtige Arznei- und Verbandmittel als auch Hilfsmittel verschrieben. Während maximal drei Verbandmittel und/oder Arzneimittel auf einem Vordruck rezeptiert werden dürfen, müssen Hilfsmittel immer gesondert aufgeschrieben werden. Der Empfang des Hilfsmittels ist vom Patienten auf der Rückseite des Rezeptes zu quittieren.

Arznei- und Hilfsmittel können nur dann zulasten der GKV verordnet werden, wenn sie zum Leistungskatalog der gesetzlichen Krankenkassen gehören. Hilfsmittel werden unter Angabe der Produktart, z. B. Vernebler für die unteren Atemwege, oder der 7-stelligen Positionsnummer und der notwendigen Anzahl bzw. der Dauer des Einsatzes verordnet. Eine Verordnung unter Angabe des Markennamens, z. B. „Pariboy", ist nicht zulässig. Die Hilfsmittelverordnung wird durch das Eintragen der Nummer 7 im Feld 7 des Arzneiverordnungsblatts gekennzeichnet. Die Angabe der Diagnose ist zwingend. Soweit erforderlich muss der Vertragsarzt Angaben zur Art der Herstellung, z. B. Konfektion oder Anfertigung nach Maß, machen.

Beispiel: 1 Vernebler für die unteren Atemwege (oder: 14.24.01.0) für 4 Wochen, Diagnose: Asthma bronchiale

Hilfsmittel müssen immer getrennt von den Arznei- und Verbandmitteln rezeptiert werden.

Die Seh- und Hörhilfe wird nicht über das Rezept verordnet, sondern über eigenständige Vordrucke (Muster 8 und 15). Betäubungsmittel dürfen ebenfalls nicht über das Muster 16 rezeptiert werden. Bei der Verordnung von Fertigarzneimitteln muss die Packungsgröße mit N1, N2 oder N3 angegeben werden. Um Missbrauch auszuschließen, müssen Freiräume auf dem Arzneiverordnungsblatt entwertet werden.

Gültigkeit erlangt die Verordnung, wenn sie mit dem Vertragsarztstempel und der Unterschrift des Vertragsarztes versehen ist. Sollte der Vertragsarztstempel nicht schon eingedruckt sein, muss beim manuellen Stempeln darauf geachtet werden, dass dies an der dafür vorgesehen Stelle erfolgt. Eine Überstempelung anderer Felder darf nicht erfolgen, da diese Verordnungen sonst nicht maschinell gelesen werden können.

Arzneimittelverordnungen müssen innerhalb eines Monats eingelöst werden. Die Frist endet mit Ablauf des Monatstages, der dem Tag der Ausstellung entspricht. Wird ein Rezept z. B. am 05.10. ausgestellt, muss es bis zum 05.11. in der Apotheke eingelöst werden. Fehlt der entsprechende Monatstag, endet die Einlösefrist am letzten Monatstag, z. B. 30.01.-28.02.

Hilfsmittel müssen innerhalb von 28 Tagen nach Ausstellung eingelöst bzw. innerhalb dieser Frist bei der Krankenkasse beantragt werden.

Im Rahmen des Entlassmanagements können notwendige Verordnungen von Krankenhäusern in der Packungsgröße N1 vorgenommen werden. Diese Arzneimittelverordnungen müssen innerhalb von drei Werktagen vom Patienten in der Apotheke eingelöst werden. Nach Ablauf dieser Frist ist eine Herausgabe der Arzneimittel durch die Apotheke nicht mehr erlaubt. Hilfsmittel können ebenfalls im Rahmen des Entlassmanagements von Krankenhäusern verordnet werden. Hier muss unterschieden werden zwischen Hilfsmitteln, die zum Verbrauch bestimmt sind (z. B. Bandagen) und Hilfsmitteln, die nicht zum Verbrauch bestimmt sind (z. B. ein Pflegebett). Verbrauchsgüter können nur für einen Zeitraum von sieben Tagen nach der Entlassung verordnet werden. Gebrauchsgüter unterliegen hier keiner zeitlichen Begrenzung. Neben diesen zeitlichen Vorgaben unterliegt die Verordnung von Arzneimitteln und Hilfsmitteln im Entlassmanagement denselben Bestimmungen wie in der ambulanten vertragsärztlichen Versorgung.

Die Arzneimittelverordnung enthält in der Codierzeile die BSNR, an deren Ort die Verordnung ausgestellt wird. Eine Weitergabe des Vordrucks an einen anderen Vertragsarzt dieser Betriebsstätte ist nicht möglich, wenn im Personalienfeld die LANR eines anderen Vertragsarztes eingedruckt ist.

Aufgaben

1. Unterstreichen Sie im Text, welche Funktion das Arzneiverordnungsblatt (Muster 16) erfüllt und welche Grundsätze bei Verordnungen von Arznei- und Verbandmitteln sowie Hilfsmitteln eingehalten werden müssen.

2. Ermitteln Sie die zurzeit gültigen Zuzahlungen bei den Arznei- und Hilfsmitteln. Nutzen Sie dazu das Internet.

____

____

____

____

3. Nummerieren Sie die Felder auf dem Arzneiverordnungsblatt, indem Sie die in der Tabelle angegebenen Nummern den Feldern zuordnen.

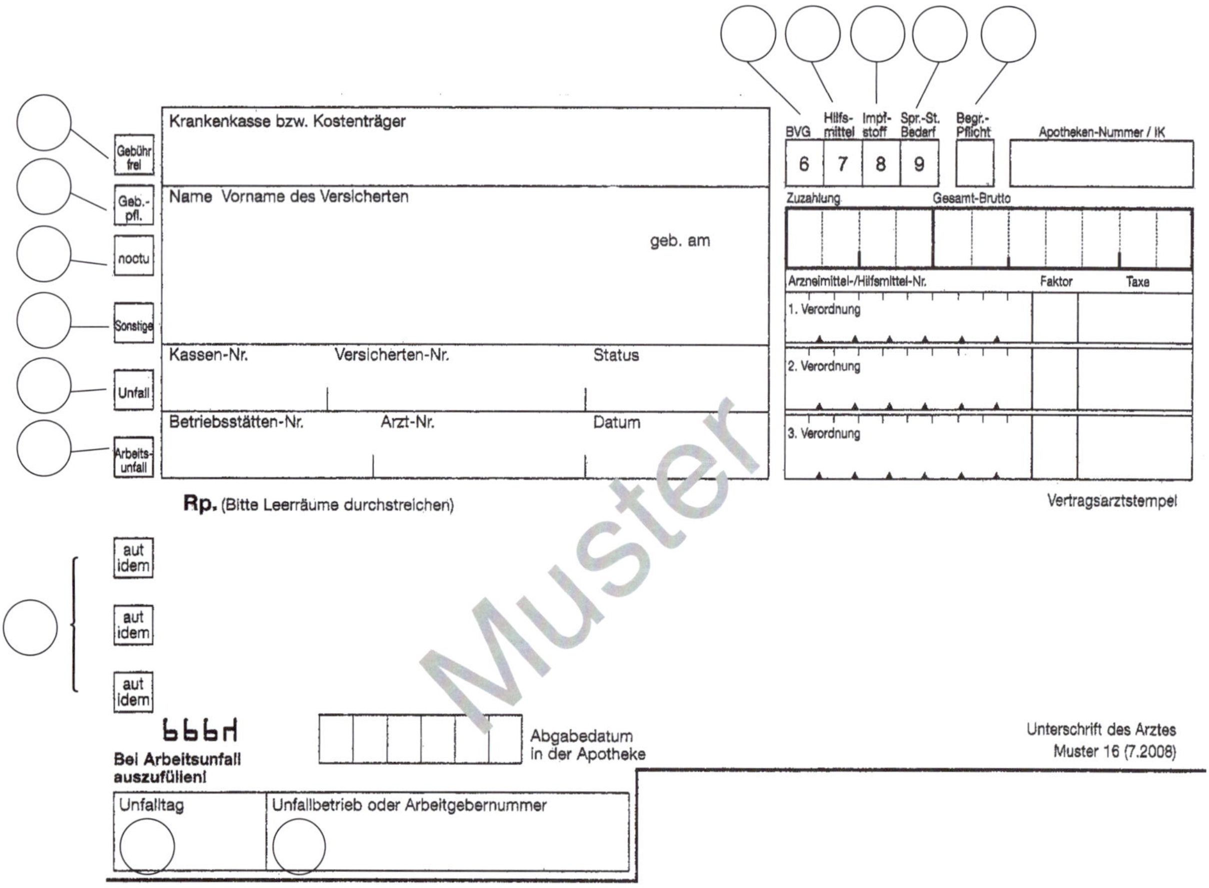

Inhalt

Nr.	Feld	Erklärungen
①	Gebühr frei	Dieses Feld ist nur anzukreuzen bei ... ► Patienten bis 18 Jahren. ► Verordnungen, die bei Schwangerschaftsbeschwerden oder im Rahmen mit der Entbindung erfolgen. ► Verordnungen zulasten eines Unfallversicherungsträgers. ► Patienten, die einen gültigen Befreiungsausweis vorgelegt haben.
②	Gebührenpflichtig	Dieses Feld muss in allen anderen Fällen angekreuzt werden.
③	noctu	Dieses Feld sollte angekreuzt werden, wenn der Patient die Verordnung während der Ladenschlusszeiten einlösen muss, z. B. weil mit der Einnahme des Arzneimittel umgehend begonnen werden muss. Der Patient ist dann von der Zahlung der Notdienstgebühr in Höhe von 2,50 € befreit.
④	Sonstige	Dieses Feld ist anzukreuzen, wenn die Verordnung zulasten eines sonstigen Kostenträgers, z. B. bei Polizeivollzugsbeamten, erfolgt.
⑤	Unfall	Dieses Feld ist anzukreuzen, wenn die Verordnung im Zusammenhang mit den Folgen eines privaten Unfalls steht.
⑥	Arbeitsunfall	Dieses Feld ist anzukreuzen, wenn die Verordnung zulasten eines Unfallversicherungsträgers erfolgt.
⑦	aut idem	Durch das Ankreuzen dieses Feldes schließt der Vertragsarzt ausdrücklich die Substitution aus. Das heißt, der Vertragsarzt schließt die Auswahl unter wirkstoffgleichen Arzneimitteln aus und der Apotheker gibt exakt das verordnete Arzneimittel heraus.
⑧	Unfalltag	Hier muss der Unfalltag des Arbeitsunfalls eingetragen werden.
⑨	Unfallbetrieb oder Arbeitgeber-Nr.	Hier muss der Unfallbetrieb oder die Arbeitgeber-Nummer bei einem Arbeitsunfall angegeben werden.
⑩	BVG	Dieses Feld wird angekreuzt, wenn Verordnungen für Anspruchsberechtigte nach Bundesversorgungsgesetz (BVG) oder Bundesentschädigungsgesetz (BEG) erfolgen.
⑪	Hilfsmittel	Dieses Feld muss angekreuzt werden, wenn Hilfsmittel verordnet werden.
⑫	Impfstoff	Dieses Feld muss angekreuzt werden, wenn Impfstoffe verordnet werden.
⑬	Sprechstundenbedarf	Dieses Feld muss angekreuzt werden, wenn Verordnungen im Rahmen des Sprechstundenbedarfs erfolgen.
⑭	Begr. Pflicht	Dieses Feld ist zurzeit nicht besetzt und muss nicht angekreuzt werden.

4. Kennzeichnen Sie durch Ankreuzen, welche Felder auf dem Rezept angekreuzt bzw. ausgefüllt werden müssen.

Fall	Nummer des Feldes											
	1	2	3	4	5	6	7	8	9	10	11	12	13
1. Einem 13-jährigen AOK-Patienten wird im organisierten Notdienst (Sonntag) ein fiebersenkendes Medikament verordnet, mit der Einnahme soll noch heute begonnen werden. Eine Substitution durch den Apotheker wird ausgeschlossen.													
2. Einem 35-jährigen DAK-Patienten werden ein Schmerzmedikament und eine Salbe verordnet. Er ist auf dem Weg zu einem Fußballturnier von einem Fahrradfahrer angefahren und verletzt worden.													

Fall	Nummer des Feldes												
	1	2	3	4	5	6	7	8	9	10	11	12	13
3. Einer 19-jährigen Medizinischen Fachangestellten wird ein Schmerzmittel verordnet. Sie ist beim Einräumen der gelieferten Ware von der Trittleiter gefallen.													
4. Eine 25-jährige IKK-Patientin erhält ein Rezept über ein Medikament gegen Schwangerschaftserbrechen.													
5. Ein 20-jähriger GKV-Patient erhält ein Antibiotikum. Eine Substitution durch den Apotheker wird ausgeschlossen.													
6. Einem 5-jährigen BEK-Patienten wird ein Inhalationsgerät verordnet.													

5. Füllen Sie anhand der Angaben ein Arzneiverordnungsblatt aus: Juliane Gruber, geb. am 14.09.1980, wohnhaft Am Teich 2 in 26871 Musterstadt, familienversichert bei der AOK Niedersachsen, Versichertennummer A7845236 über Norbert Gruber, geb. am 10.10.1979, erhält heute um 17:00 Uhr Ibuprofen AL 600 Tabletten N1. Da die Patientin starke Beschwerden hat, soll sie noch heute mit der Einnahme der Tabletten beginnen. Eine Substitution wird ausgeschlossen. Geben Sie auch an, bis zu welchem Datum Frau Gruber ihre Arzneiverordnung in der Apotheke eingelöst haben muss.

6. Füllen Sie anhand der Angaben ein Arzneiverordnungsblatt aus: Manfred Gerber, geb. am 16.02.1980, wohnhaft Hauptstraße 5 in 26871 Musterstadt, selbstversichert bei der Techniker Krankenkasse, Versichertennummer A9246655 erhält eine Verordnung über Gastrosil Tbl. N1.

Zuzahlungsbefreiung

SGB V § 62 Belastungsgrenze[1]

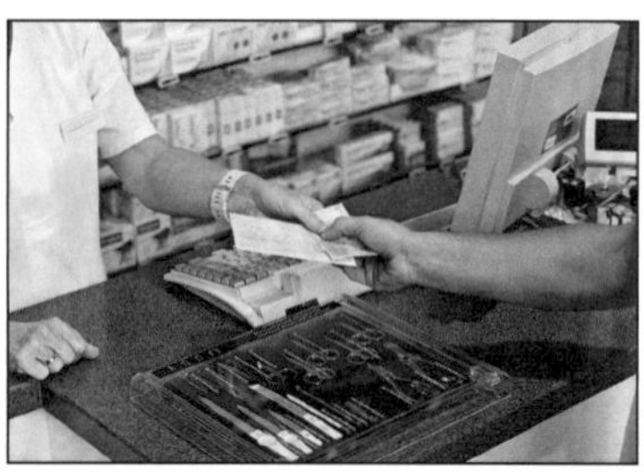

(1) Versicherte haben während jedes Kalenderjahres nur Zuzahlungen bis zur Belastungsgrenze zu leisten; wird die Belastungsgrenze bereits innerhalb eines Kalenderjahres erreicht, hat die Krankenkasse eine Bescheinigung darüber zu erteilen, dass für den Rest des Kalenderjahres keine Zuzahlungen mehr zu leisten sind. Die Belastungsgrenze beträgt 2 von Hundert der jährlichen Bruttoeinnahmen zum Lebensunterhalt; für chronisch Kranke, die wegen derselben schwerwiegenden Krankheit in Dauerbehandlung sind, beträgt sie 1 von Hundert der jährlichen Bruttoeinnahmen zum Lebensunterhalt. Abweichend von Satz 2 beträgt die Belastungsgrenze 2 vom Hundert der jährlichen Bruttoeinnahmen zum Lebensunterhalt

1. für nach dem 1. April 1972 geborene chronisch kranke Versicherte, die ab dem 1. Januar 2008 die in § 25 Abs. 1 genannten Gesundheitsuntersuchungen vor der Erkrankung nicht regelmäßig in Anspruch genommen haben,
2. für nach dem 1. April 1987 geborene weibliche und nach dem 1. April 1962 geborene männliche chronisch kranke Versicherte, die an einer Krebsart erkranken, für die eine Früherkennungsuntersuchung nach § 25 Abs. 2 besteht, und die diese Untersuchung ab dem 1. Januar 2008 vor ihrer Erkrankung nicht regelmäßig in Anspruch genommen haben.

Für Versicherte nach Satz 3 Nr. 1 und 2, die an einem für ihre Erkrankung bestehenden strukturierten Behandlungsprogramm teilnehmen, beträgt die Belastungsgrenze 1 vom Hundert der jährlichen Bruttoeinnahmen zum Lebensunterhalt. [...] Die weitere Dauer der in Satz 2 genannten Behandlung ist der Krankenkasse jeweils spätestens nach Ablauf eines Kalenderjahres nachzuweisen und vom Medizinischen Dienst der Krankenversicherung, soweit erforderlich, zu prüfen. Die jährliche Bescheinigung darf nur ausgestellt werden, wenn der Arzt ein therapiegerechtes Verhalten des Versicherten, beispielsweise durch Teilnahme an einem strukturierten Behandlungsprogramm [...], feststellt; dies gilt nicht für Versicherte, denen das Erfüllen der Voraussetzungen nach Satz 7 nicht zumutbar ist, insbesondere wegen des Vorliegens von Pflegebedürftigkeit der Pflegestufen II und III nach dem Elften Buch oder bei einem Grad der Behinderung von mindestens 60. [...] Die Krankenkassen sind verpflichtet, ihre Versicherten zu Beginn eines Kalenderjahres auf die für sie in diesem Kalenderjahr maßgeblichen Untersuchungen nach § 25 Abs. 1 und 2 hinzuweisen. Das Nähere zur Definition einer schwerwiegenden chronischen Erkrankung bestimmt der Gemeinsame Bundesausschuss in den Richtlinien nach § 92.

[1] *SGB V, Stand: zuletzt geändert durch Art. 1 G v. 30.7.2009 I 2495*

(2) Bei der Ermittlung der Belastungsgrenzen nach Absatz 1 werden die Zuzahlungen und die Bruttoeinnahmen zum Lebensunterhalt der mit dem Versicherten im gemeinsamen Haushalt lebenden Angehörigen des Versicherten und des Lebenspartners jeweils zusammengerechnet. Hierbei sind die jährlichen Bruttoeinnahmen für den ersten in dem gemeinsamen Haushalt lebenden Angehörigen des Versicherten um 15 vom Hundert und für jeden weiteren in dem gemeinsamen Haushalt lebenden Angehörigen des Versicherten und des Lebenspartners um 10 vom Hundert der jährlichen Bezugsgröße nach § 18 des Vierten Buches zu vermindern. Für jedes Kind des Versicherten und des Lebenspartners sind die jährlichen Bruttoeinnahmen [...] zu vermindern [...]

(3) Die Krankenkasse stellt dem Versicherten eine Bescheinigung über die Befreiung nach Absatz 1 aus. Diese darf keine Angaben über das Einkommen des Versicherten oder anderer zu berücksichtigender Personen enthalten.

[...]

Chronisch kranke Patienten erhalten von der Praxis einen Vordruck (Muster 55) „Bescheinigung zur Feststellung der Belastungsgrenze". Der Hausarzt dokumentiert auf dem Muster 55 den Beginn der Dauerbehandlung, die Dauerdiagnose(n) unter Angabe des ICD-10-Code und ggf. das Ende der Dauerbehandlung.

Wird der Patient seit mindestens vier Quartale aufgrund einer oder mehrerer Dauerdiagnosen behandelt, liegt eine Dauerbehandlung vor. Das voraussichtliche Ende der Dauerbehandlung ist, wenn es absehbar ist, mit einem Datum anzugeben. Kann das voraussichtliche Ende der Dauerbehandlung nicht angegeben werden, muss dies durch Ankreuzen des Feldes „nicht absehbar" kenntlich gemacht werden.

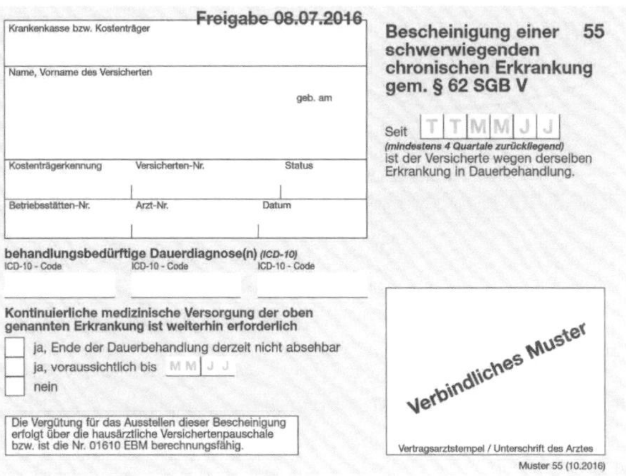
Freigabe 08.07.2016

Krankenkasse bzw. Kostenträger

Name, Vorname des Versicherten

geb. am

Kostenträgerkennung | Versicherten-Nr. | Status

Betriebsstätten-Nr. | Arzt-Nr. | Datum

Bescheinigung einer schwerwiegenden chronischen Erkrankung gem. § 62 SGB V **55**

Seit T T M M J J
(mindestens 4 Quartale zurückliegend)
ist der Versicherte wegen derselben Erkrankung in Dauerbehandlung.

behandlungsbedürftige Dauerdiagnose(n) *(ICD-10)*
ICD-10 - Code | ICD-10 - Code | ICD-10 - Code

Kontinuierliche medizinische Versorgung der oben genannten Erkrankung ist weiterhin erforderlich
- ☐ ja, Ende der Dauerbehandlung derzeit nicht absehbar
- ☐ ja, voraussichtlich bis M M J J
- ☐ nein

Die Vergütung für das Ausstellen dieser Bescheinigung erfolgt über die hausärztliche Versichertenpauschale bzw. ist die Nr. 01610 EBM berechnungsfähig.

Verbindliches Muster

Vertragsarztstempel / Unterschrift des Arztes

Muster 55 (10.2016)

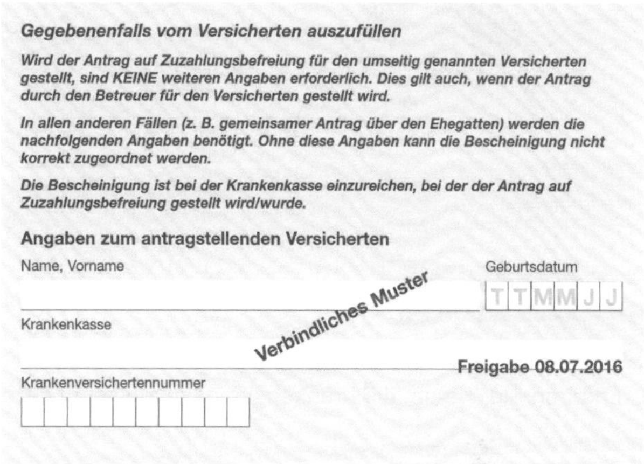
Gegebenenfalls vom Versicherten auszufüllen

Wird der Antrag auf Zuzahlungsbefreiung für den umseitig genannten Versicherten gestellt, sind KEINE weiteren Angaben erforderlich. Dies gilt auch, wenn der Antrag durch den Betreuer für den Versicherten gestellt wird.

In allen anderen Fällen (z. B. gemeinsamer Antrag über den Ehegatten) werden die nachfolgenden Angaben benötigt. Ohne diese Angaben kann die Bescheinigung nicht korrekt zugeordnet werden.

Die Bescheinigung ist bei der Krankenkasse einzureichen, bei der der Antrag auf Zuzahlungsbefreiung gestellt wird/wurde.

Angaben zum antragstellenden Versicherten

Name, Vorname | Geburtsdatum T T M M J J

Verbindliches Muster

Krankenkasse

Freigabe 08.07.2016

Krankenversichertennummer

§ 25 Gesundheitsuntersuchungen

(1) Versicherte, die das fünfunddreißigste Lebensjahr vollendet haben, haben jedes zweite Jahr Anspruch auf eine ärztliche Gesundheitsuntersuchung zur Früherkennung von Krankheiten, insbesondere zur Früherkennung von Herz-Kreislauf- und Nierenerkrankungen sowie der Zuckerkrankheit.

(2) Versicherte haben höchstens einmal jährlich Anspruch auf eine Untersuchung zur Früherkennung von Krebserkrankungen, Frauen frühestens vom Beginn des zwanzigsten Lebensjahres an, Männer frühestens vom Beginn des fünfundvierzigsten Lebensjahres an.

[...]

Aufgaben

1. Markieren Sie im Gesetzesauszug, wo die Belastungsgrenzen für die Versicherten und chronisch kranke Versicherte der GKV liegen.

2. Wann liegt auch für chronisch kranke Versicherte der GKV die Belastungsgrenze bei 2 % der Jahresbruttoeinnahmen?

3. Berechnen Sie die Belastungsgrenze für einen nicht chronisch kranken, 25-jährigen AOK-Patienten mit Jahresbruttoeinnahmen von 45 000 €.

____

4. Wie hoch wäre die Belastungsgrenze für den o. g. Patienten, wenn dieser chronisch krank wäre?

____

2.9 Heilmittelverordnung (Muster 13 und 18)/Lernfeld 4

Fallbeispiel

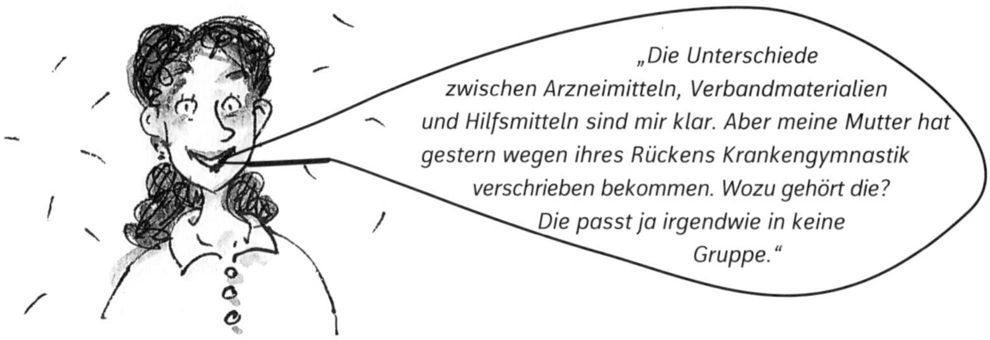

Aufgaben

1. Erklären Sie, warum die Krankengymnastik in keine der anderen Kategorien passt.

____

____

2. Nennen Sie weitere Verordnungen, die durch eine qualifizierte Person erbracht werden.

____

____

3. Leiten Sie aus Ihrem Ergebnis eine Definition der Kategorie „Heilmittel“ ab und notieren Sie diese.

Heilmittel sind____

____

Informationstext

Einteilung der Heilmittel

Bei den Heilmitteln werden die physikalische Therapie, die Stimm-, Sprech- und Sprachtherapie und die Ergotherapie unterschieden. Diese Unterscheidung ist wichtig, da für alle drei Bereiche unterschiedliche Vordrucke verwendet werden müssen.

Zur physikalischen Therapie zählen z. B. die Massage-, Bewegungs-, Elektro-, Inhalations- und Thermotherapie. Die Maßnahmen der Stimm-, Sprech- und Sprachtherapie dienen u. a. dazu, die Kommunikationsfähigkeit, die Stimmgebung oder das Sprechen wiederherzustellen, zu verbessern oder eine Verschlimmerung zu vermeiden.

Die Ergotherapie dient der Wiederherstellung, Entwicklung, Verbesserung, Erhaltung oder dem Ausgleich motorischer, sensorischer, psychischer und kognitiver Funktionen und Fähigkeiten, die krankheitsbedingt, z. B. nach einem Schlaganfall, gestört sind. Viele Heilmittel unterliegen im Gegensatz zu den Hilfsmitteln der Budgetierung. Einige Heilmittel unterliegen keiner Budgetierung, wenn sie im Zusammenhang mit einer bestimmten Diagnose (ICD-10-Code) erbracht werden. Welche Heilmittel dies sind, hat die KBV mit dem Spitzenverband der GKV vereinbart (vgl. Vereinbarung über Praxisbesonderheiten für Heilmittel nach § 84 Abs. 8 Satz 3 SGB V unter Berücksichtigung des langfristigen Heilmittelbedarfs gemäß § 32 Abs. 1a SGB V vom 12.11.2012). Aus diesem Grund ist es wichtig, bei der Heilmittelverordnung neben den Indikationsschlüssel auch die ICD-10-Kodierung anzugeben, wenn die Verordnung nicht das Budget des Arztes belasten soll.

4. Nennen Sie die drei Bereiche, in die sich die Heilmittel unterteilen lassen, und die Vordrucke, die jeweils verwendet werden müssen.

___

___

Heilmittelrichtlinien

Die Heilmittelrichtlinien sollen die Verordnung von Heilmitteln präzisieren und erleichtern. In den Richtlinien ist geregelt, bei welcher Indikation welche Heilmittel in welchen Mengen grundsätzlich verordnet werden können. Die maximale Verordnungsmenge liegt bei Erst- und Folgeverordnungen bis zum Erreichen der Gesamtverordnungsmenge jedes Regelfalls in der Physikalischen Therapie bei bis zu sechs, in der Ergotherapie bei bis zu zehn und in der Stimm-, Sprech- und Sprachtherapie ebenfalls bei bis zu zehn Einheiten. Ausnahmen sind im Heilmittelkatalog aufgelistet.

Neu sind die Heilmittelkataloge, die dem zweiten Teil der Heilmittelrichtlinien entsprechen. Bei diesen Katalogen handelt es sich um leitlinienähnliche tabellarische Verzeichnisse, die von der Diagnose über die Funktionsstörung zum Therapievorschlag führen.

5. Unterstreichen Sie im Text, was die Heilmittelrichtlinien regeln und wie man das leitlinienähnliche tabellarische Verzeichnis dieser Richtlinien nennt.

6. Lesen Sie die „Erläuterungen zum Heilmittelkatalog“.

Erläuterungen zum Heilmittelkatalog

Neue Begriffe bei der Verordnung von Heilmitteln sind „vorrangiges“, „optionales“, „ergänzendes“ Heilmittel sowie „standardisierte Heilmittelkombination“. Außerdem wird differenziert zwischen der „Regelverordnung“ und der „Verordnung außerhalb des Regelfalls“.

Regelfall

Eine Verordnung nach den Vorgaben der Kataloge wird als „Regelfall“ bezeichnet. Der Regelfall bleibt auch dann erhalten, wenn sich im Verlauf einer Behandlung die Leitsymptomatik und damit auch das verordnete Heilmittel ändert, zum Beispiel bei einer Folgeverordnung. Bei gleichbleibender Diagnose ergibt sich daraus kein neuer Regelfall. Tritt allerdings nach einer behandlungsfreien Zeit von mehr als 12 Wochen bei Verordnungen der physikalischen Therapie ein Rezidiv (Rückfall einer Krankheit, Wiederauftreten nach Abheilung) auf, so ist dies ein neuer Regelfall. Bei der Verordnung von Ergotherapie und Stimm-, Sprech- und Sprachtherapie beträgt das behandlungsfreie Intervall ebenfalls mehr als 12 Wochen. Der neue Regelfall beginnt dann wieder mit einer Erstverordnung. Nach einer Erstverordnung gilt jede Verordnung zur Behandlung derselben Diagnose als Folgeverordnung. Beginnt ein neuer Regelfall (s. o.), ist wieder mit einer Erstverordnung zu beginnen.

Sind mehr Verordnungen erforderlich, als der Katalog bei dieser Indikation vorgibt, erfolgt eine Verordnung außerhalb des Regelfalls. Eine Verordnung außerhalb des Regelfalls (also nicht auf Grundlage des Heilmittelkatalogs) muss vor Beginn der Behandlung durch die Krankenkasse genehmigt werden. Verzichtet die Krankenkasse auf die vorherige Genehmigung, hat sie darüber die Kassenärztlichen Vereinigungen schriftlich informiert. Die KV gibt dann ihrerseits die Information an die Arztpraxen weiter. Welche Krankenkasse auf die Genehmigungspflicht verzichtet und welche ganz oder teilweise ein Genehmigungsverfahren fordert, kann auch über beim GKV-Spitzenverband abgerufen werden (URL: www.gkv-spitzenverband.de/krankenversicherung/ambulante_leistungen/heilmittel/genehmigung_ausserhalb_des_regelfalls.jsp, Datum der Recherche 09.10.2017).

Die neuen Richtlinien sehen vier Verordnungsmöglichkeiten vor, die durch die Buchstaben A, B, C und D unterschieden werden.

A: Vorrangiges Heilmittel

Dies ist das Heilmittel, das am ehesten bzw. am häufigsten verordnet wird (Heilmittel der 1. Wahl).

B: Optionales Heilmittel
Mit diesem Buchstaben werden die Alternativen gekennzeichnet. Diese sind dann anzuwenden, wenn die Verordnung des vorrangigen Heilmittels aus in der Person des Patienten liegenden Gründen nicht möglich ist. Beispiel: Wegen einer Hauterkrankung kann die klassische Massagetherapie nicht angewendet werden, oder es steht kein Therapeut zur Verfügung, der das vorrangige Heilmittel am Wohnort anbieten kann (Heilmittel der 2. Wahl).

C: Ergänzende Heilmittel
Diese Heilmittel sind als mögliche Ergänzung zu einem vorrangigen oder optionalen Heilmittel vorgesehen und nicht ohne diese verordnungsfähig.

D: Standardisierte Heilmittelkombinationen
Diese Heilmittelkombinationen stellen eine physiotherapeutische Intensivbehandlung dar. Ihre Verordnung ist an (vier) Voraussetzungen geknüpft.

Verordnungsmenge je Diagnose, weitere Hinweise
Die letzte Spalte der Tabellen des Heilmittelkatalogs gibt Auskunft über Verordnungsmenge und Verordnungsfrequenz je Diagnose. Angegeben sind die Maximalmengen einer Erst- und – falls vorgesehen – einer Folgeverordnung sowie die maximale Gesamtverordnungsmenge im Regelfall. Häufig werden die Maximalmengen in Teilmengen verordnet. Die im Heilmittelkatalog vorgegebene Gesamtmenge darf im Regelfall nicht überschritten werden. Wenn die vorgegebenen Verordnungen nicht ausreichen, ist auf dem Verordnungsblatt unter der Rubrik „Verord. außerhalb d. Regelfalles" anzukreuzen, ob es sich um eine Folgeverordnung oder Langzeitverordnung handelt. Eine solche Verordnung muss ggf. von der Krankenkasse genehmigt werden. Verlangt wird in diesem Fall eine kurze Begründung, für die auf dem Verordnungsblatt Platz gelassen wurde, und eine prognostische Einschätzung. Die Befundberichte der Therapeuten dürfen zur Begründung nicht beigelegt werden. Denn diese Berichte unterliegen der ärztlichen Schweigepflicht und dürfen nur auf Anfrage (Muster 11) und nur im verschlossenen Umschlag als vertrauliche Arztsache an den Medizinischen Dienst der Krankenkassen weitergegeben werden. Alternativ kann der Patient selbst diese Information an die Krankenkasse weitergeben.

7. Markieren Sie im Text die zu verordnenden Heilmittel mit folgenden Farben: Orange für A, Grün für B, Blau für C und Gelb für D. Kennzeichnen Sie nun die vorrangigen, optionalen, ergänzenden und standardisierten Heilmittel im Auszug des Heilmittelkataloges (s. S. 69) in denselben Farben.

8. Erklären Sie, was unter einer „Verordnung im Regelfall" gemeint ist.

____

9. Wann kann es zu einer Verordnung außerhalb des Regelfalls kommen und was muss dabei beachtet werden?

____

____

____

Die Formulare
Bei den Verordnungsmustern handelt es sich um ein zweiseitiges Formular. Auf der Vorderseite werden neben den Personalien des Patienten Angaben zur Verordnung des Heilmittels gemacht und ggf. wird die Begründung für eine Verordnung außerhalb des Regelfalls angegeben.
Geht das Ziel der Heilmittelverordnung für den Patienten nicht eindeutig aus dem Heilmittelkatalog hervor, kann dies im Feld „ggf. Spezifizierung der Therapieziele" näher bestimmt werden.
Auf der Rückseite genehmigt die Krankenkasse die Verordnung außerhalb des Regelfalls. Der Versicherte bestätigt dort unter Angabe der Behandlungsdaten und des Heilmittels mit seiner Unterschrift, dass er die Behandlung erhalten hat. Bricht der Patient die Behandlung ab, muss dies vom Heilmittelerbringer dokumentiert werden. Änderungen des verordneten Heilmittels müssen nach Rücksprache mit dem verordnenden Arzt ebenfalls durch den Heilmittelerbringer auf der Rückseite vermerkt werden.

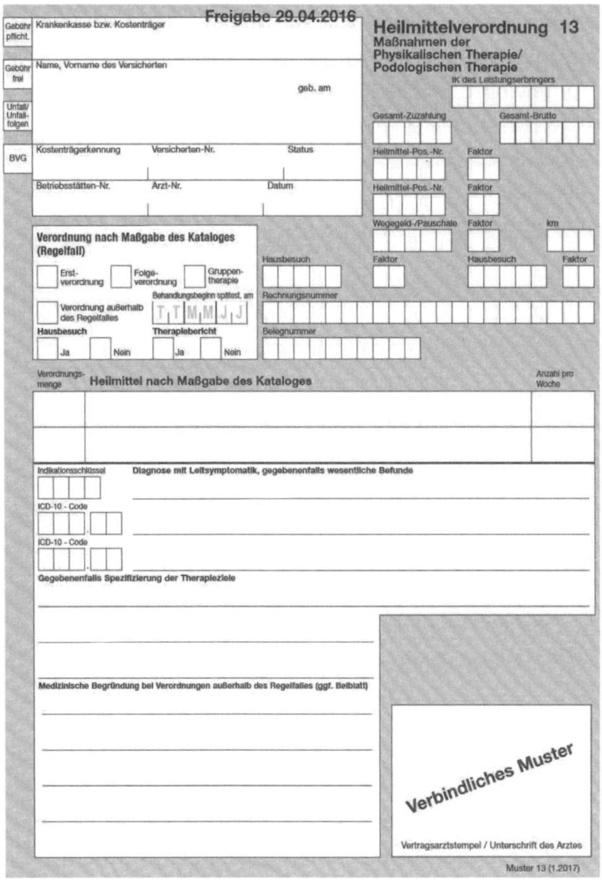

Freigabe 29.04.2016

Heilmittelverordnung 13
Maßnahmen der Physikalischen Therapie/ Podologischen Therapie

Gebühr pflicht. | Gebühr frei | Unfall/ Unfallfolgen | BVG

Krankenkasse bzw. Kostenträger

Name, Vorname des Versicherten

geb. am

IK des Leistungserbringers

Gesamt-Zuzahlung | Gesamt-Brutto

Kostenträgerkennung | Versicherten-Nr. | Status

Heilmittel-Pos.-Nr. | Faktor

Betriebsstätten-Nr. | Arzt-Nr. | Datum

Heilmittel-Pos.-Nr. | Faktor

Wegegeld-/Pauschale | Faktor | km

Verordnung nach Maßgabe des Kataloges (Regelfall)

Erst-verordnung | Folge-verordnung | Gruppen-therapie

Hausbesuch | Faktor | Hausbesuch | Faktor

Behandlungsbeginn spätest. am

Rechnungsnummer

Verordnung außerhalb des Regelfalles

Hausbesuch: Ja | Nein

Therapiebericht: Ja | Nein

Belegnummer

Verordnungs-menge | Heilmittel nach Maßgabe des Kataloges | Anzahl pro Woche

Indikationsschlüssel | Diagnose mit Leitsymptomatik, gegebenenfalls wesentliche Befunde

ICD-10 - Code

ICD-10 - Code

Gegebenenfalls Spezifizierung der Therapieziele

Medizinische Begründung bei Verordnungen außerhalb des Regelfalles (ggf. Beiblatt)

Verbindliches Muster

Vertragsarztstempel / Unterschrift des Arztes

Muster 13 (1.2017)

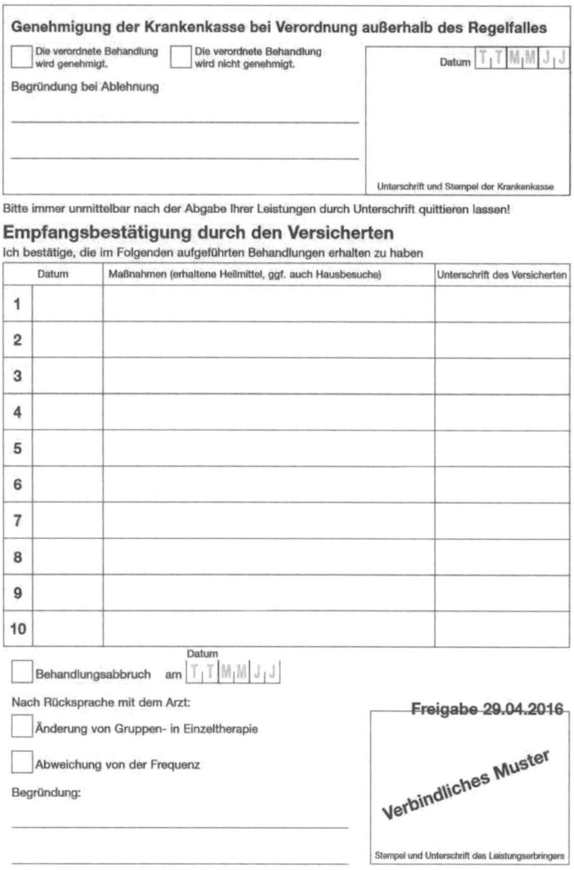

Genehmigung der Krankenkasse bei Verordnung außerhalb des Regelfalles

Die verordnete Behandlung wird genehmigt. | Die verordnete Behandlung wird nicht genehmigt. | Datum T T M M J J

Begründung bei Ablehnung

Unterschrift und Stempel der Krankenkasse

Bitte immer unmittelbar nach der Abgabe Ihrer Leistungen durch Unterschrift quittieren lassen!

Empfangsbestätigung durch den Versicherten

Ich bestätige, die im Folgenden aufgeführten Behandlungen erhalten zu haben

	Datum	Maßnahmen (erhaltene Heilmittel, ggf. auch Hausbesuche)	Unterschrift des Versicherten
1			
2			
3			
4			
5			
6			
7			
8			
9			
10			

Behandlungsabbruch am Datum T T M M J J

Nach Rücksprache mit dem Arzt:

Änderung von Gruppen- in Einzeltherapie

Abweichung von der Frequenz

Begründung:

Freigabe 29.04.2016

Verbindliches Muster

Stempel und Unterschrift des Leistungserbringers

Erläuterungen der Angaben auf den Heilmittelverordnungen

Feld		Erläuterung
Verordnung nach Maßgabe des Katalogs (Regelfall)	Erstverordnung	Erstmalige Verordnung, beachte die behandlungsfreien Intervalle.
	Folgeverordnung	Weitere Verordnung, beachte eingeschränkte Möglichkeit von Folgeverordnungen lt. HMK.
Gruppentherapie		Wenn die Verordnung nicht als Einzeltherapie durchgeführt werden muss, ist dies durch Ankreuzen zu dokumentieren.
Verordnung außerhalb des Regelfalls		Handelt es sich um eine Verordnung außerhalb des Regelfalls, ist dies hier durch ein Kreuz zu kennzeichnen. In diesen Fällen ist die Genehmigungspflicht der Krankenkasse (s. Rückseite des Vordrucks) zu beachten.
Behandlungsbeginn spätestens am		Dieses Feld ist nur auszufüllen, wenn die Behandlung nicht innerhalb von 10 Tagen (Muster 13) bzw. von 14 Tagen (Muster 18 und 14) nach Ausstellung der Verordnung erfolgen kann.
Hausbesuch		Hier ist durch Ankreuzen anzugeben, ob die Verordnung beim Heilmittelerbringer oder beim Patienten erfolgen muss.
Indikationsschlüssel		Der Indikationsschlüssel codiert die Diagnosegruppe einschließlich Leitsymptomatik, Schädigung, Funktionsstörung.
EWR/CH		Erhält ein Patient des europäischen Wirtschaftsraums oder der Schweiz, der nach dem Sozialversicherungsabkommen (SVA) behandelt wird, eine Heilmittelverordnung, muss das Feld angekreuzt werden.

10. Füllen Sie mithilfe des Auszugs aus dem Heilmittelkatalog (vgl. S. 69) und den folgenden Angaben eine Heilmittelverordnung (Muster 13) aus.
Die Patientin Gerdes, Hilda, geb. am 14.05.1960, wohnhaft Nordweg 15 in 26871 Musterstadt, ist unter der Versicherten-Nr. A5893671 selbstversichert bei der Betriebskrankenkasse Volkswagenwerk. Dr. Virus diagnostiziert akute Blockierungen der WS mit Schmerzen durch Gelenkblockierung [M42.13G].

a) Welche vorrangigen Heilmittel kann Dr. Virus der Patientin verordnen?

b) Besteht die Möglichkeit, optionale und ergänzende Heilmittel zu verordnen? Wenn ja, nennen Sie diese.

c) Wie viele Heilmittel kann Dr. Virus verordnen und welche Frequenzempfehlungen gibt der Katalog?

d) Dr. Virus verordnet das erste vorrangige Heilmittel, das durch Wärmetherapie (Fango) ergänzt werden soll, in der maximalen Verordnungsmenge zweimal wöchentlich. Notieren Sie die Verordnungen auf dem Vordruck.

e) Wären weitere Verordnungen laut Heilmittelkatalog möglich?

11. Ermitteln Sie die aktuellen Zuzahlungen für Heilmittel.

12. Berechnen Sie den Eigenanteil, den Frau Gerdes für die Heilmittelverordnung zahlen muss. Legen Sie dabei folgende (fiktive) Angaben zugrunde: 1 x KG = 30,00 € und 1 x Fango = 20,00 €

Auszug aus dem Heilmittelkatalog[1]

1. Erkrankungen der Stütz- und Bewegungsorgane

Indikation		Ziel der physikalischen Therapie	Heilmittelverordnung im Regelfall	
Diagnosegruppen	Leitsymptomatik: Schädigung, Funktionsstörung		A: vorrangige Heilmittel B: optionale Heilmittel C: ergänzende Heilmittel D: standardisierte Heilmittelkombination	Verordnungsmenge je Diagnose weitere Hinweise
WS1 Wirbelsäulenerkrankungen ► mit prognostisch kurzzeitigem Behandlungsbedarf z. B. ► Discopathien ► Myotendopathien ► Blockierungen ► Osteochondrosen ► Spondyl- oder Uncovertebralarthrose ► reflektorische Störungen ► Osteoporose ► Skoliosen/Kyphosen ► behandlungsbedürftige Haltungsstörungen (obligat positiver Mathiaß-Test) ► statische Störungen	a) Funktionsstörungen/ Schmerzen durch Gelenkfunktionsstörung, Gelenkblockierung (auch ISG oder Kopfgelenke)	Funktionsverbesserung, Schmerzreduktion durch Verringern oder Beseitigen der Gelenkfunktionsstörung	A KG/manuelle Therapie C Traktion/Wärme-/Kältetherapie	Erst-VO: 6x/VO Gesamtverordnungsmenge des Regelfalls: bis zu sechs Einheiten Frequenzempfehlung: mind. zweimal wöchentlich Ziel: Erlernen eines Eigenübungsprogramms
	b) Funktionsstörungen/ Schmerzen durch Fehl- oder Überbelastung discoligamentärer Strukturen	Funktionsverbesserung, Verringerung, Beseitigung der Fehl- oder Überbelastung discoligamentärer Strukturen	A KG C Traktion	
	c) Muskeldysbalance, -insuffizienz, -verkürzung	Wiederherstellung, Besserung der gestörten Muskelfunktion	A KG/KG-Gerät B Übungsbehandlung/Chirogymnastik	
	d) segmentale Bewegungsstörungen	Wiederherstellung, Besserung der gestörten Beweglichkeit	A KG/manuelle Therapie B Übungsbehandlung/Chirogymnastik C Wärme-/Kältetherapie	
	e) Schmerzen/Funktionsstörungen durch Muskelspannungsstörungen; Verkürzung elastischer und kontraktiler Strukturen, Gewebequellungen, -verhärtungen, -verklebungen	Regulierung der schmerzhaften Muskelspannung, der Durchblutung, des Stoffwechsels, Beseitigung der Gewebequellungen, -verhärtungen, -verklebungen	A KMT B UWM/SM/PM/BGM C Elektrotherapie/Wärmetherapie/ Kältetherapie/hydroelektrische Bäder	

[1] *Heilmittelrichtlinien des Bundesausschusses der Ärzte und Krankenkassen über die Verordnung von Heilmitteln in der vertragsärztlichen Versorgung. Heilmittelrichtlinien/HMR. Stand 2017.*

2.10 Betäubungsmittelrezept/Lernfeld 4

Fallbeispiel

Die Schmerzpatientin Gerda Burgdorf benötigt eine Verordnung über Temgesic sublingual 0,216 mg Tabletten. Die Auszubildende Hanna greift zum Arzneiverordnungsblatt und will ihre neu erworbenen Kenntnisse gleich in die Tat umsetzen.

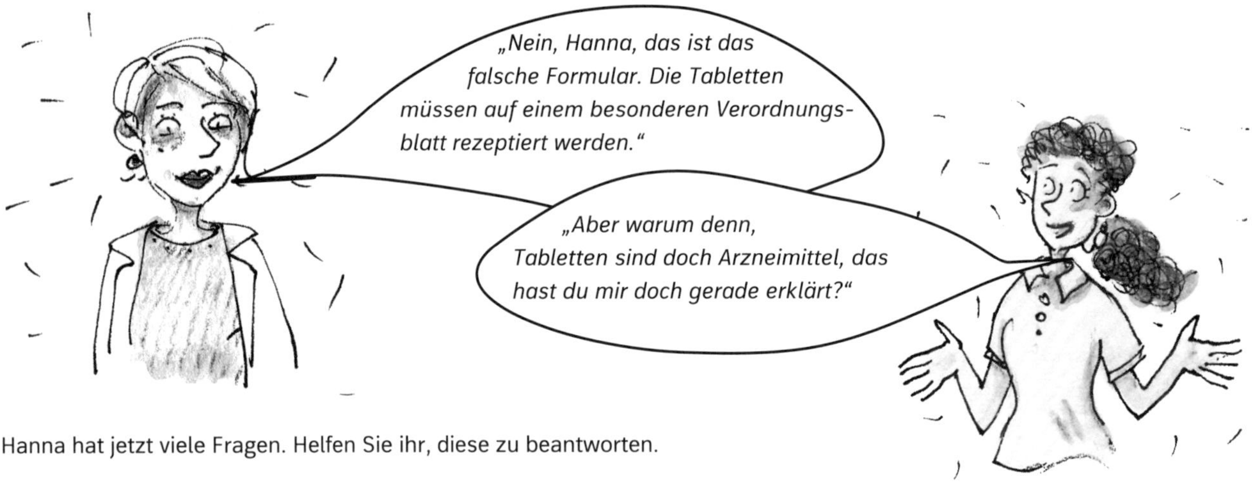

Hanna hat jetzt viele Fragen. Helfen Sie ihr, diese zu beantworten.

Aufgaben

1. Welche besonderen Arzneimittel dürfen nicht auf dem Arzneiverordnungsblatt (Muster 16) verordnet werden?

____

Informationstext

Definition

Arzneimittel, die ein Abhängigkeits- und Missbrauchspotenzial haben, bezeichnet man aus historischen Gründen als „Betäubungsmittel (BtM)". Der Umgang mit den Betäubungsmitteln ist im Betäubungsmittelgesetz (BtMG) geregelt. Verschreibungsfähige BtM dürfen laut § 13 BtMG verschrieben werden, wenn ihre Anwendung am oder im menschlichen Körper begründet ist und der beabsichtigte Zweck auf andere Weise nicht erreicht werden kann. Wegen ihres hohen Abhängigkeits- und Missbrauchspotenzials gelten für diese Arzneimittel besondere Vorschriften. Die BtM-Verordnung regelt die Verschreibung und Verabreichung der BtM. Seit März 2017 können Haus- und Fachärzte zulasten der GKV Cannabisblüten, -extrakte und Arzneimittel mit den entsprechenden Wirkstoffen verordnen, wenn es im Einzelfall aus ärztlicher Sicht notwendig ist oder eine andere medizinische Versorgung nicht zur Verfügung steht. Außerdem muss durch die Versorgung mit Cannabis der Krankheitsverlauf bzw. die Symptomatik positiv beeinflusst werden können. Die Krankenkasse muss die erstmalige Verordnung von Cannabis genehmigen.

Werden in der Praxis BtM als Praxisbedarf aufbewahrt, so ist jeder Arzt verpflichtet, die „Richtlinien über Maßnahmen zur Sicherung von Betäubungsmittelvorräten" einzuhalten. BtM sind demnach gesondert aufzubewahren und gegen unbefugte Entnahme zu sichern.

2. Warum dürfen Betäubungsmittel nicht auf dem Arzneiverordnungsblatt rezeptiert werden und warum müssen BtM, die in der Praxis vorrätig sind, von anderen Arzneimitteln gesondert und gegen unbefugte Einnahme gesichert aufbewahrt werden?

____

____

3. Welches Gesetz regelt den Umgang mit BtM?

____

____

____

Vordruck

Die Verschreibung der BtM erfolgt auf dem Betäubungsmittelrezept, das beim Bundesinstitut für Arzneimittel und Medizinprodukte – Bundesopiumstelle in Bonn schriftlich mit einer Anforderungskarte bestellt werden muss. Die Anforderung ist selbstverständlich vom Arzt selbst zu unterschreiben. Eine telefonische Bestellung der BtM-Rezeptformulare ist nicht möglich.

Der Vordruck für die Erst-Anforderung der BtM-Rezepte (und BtM-Anforderungsscheine) kann über die Homepage des Bundesinstituts für Arzneimittel und Medizinprodukte heruntergeladen werden. Neben dem Formular der Erst-Anforderung muss der Arzt eine beglaubigte Kopie (Beglaubigungsdatum darf nicht älter sein als drei Monate) seiner Approbationsurkunde oder der Erlaubnis zur Berufsausübung an die Bundesopiumstelle schicken. Die Bundesopiumstelle registriert den Arzt unter einer BtM-Nummer. Dann werden dem Arzt die BtM-Rezepte zugeschickt. Die Anforderungskarte für die Nachbestellung der BtM-Rezepte (und BtM-Anforderungsscheine) wird ebenfalls mit der Erstbestellung mitgeliefert. Sie ist mit einem Barcode (s. BtM-Nummer des Arztes) versehen, der die Bearbeitung der Nachbestellung in der Bundesopiumstelle erleichtert und die Lieferung der BtM-Rezepte beschleunigt. Im Regelfall werden die angeforderten BtM-Rezepte (und BtM-Anforderungsscheine) innerhalb von einer Woche geliefert.

Gibt ein Arzt seine ärztliche Tätigkeit auf, müssen nicht mehr benötigte BtM-Rezepte der Bundesopiumstelle per Einschreiben zurückgesendet werden. Diese Rücksendung ist unter Angabe der BtM-Rezeptnummer entsprechend zu dokumentieren (s. Dokumentation). Eine Weitergabe an Dritte ist verboten.

Das BtM-Rezept unterscheidet sich auf den ersten Blick vom Arzneimittelverordnungsblatt durch seine gelbe Farbe und dadurch, dass es aus drei Teilen besteht. Das erste Blatt (Teil II) und das dritte Blatt (Teil I) des BtM-Rezeptes erhält der Apotheker. Während er das erste Blatt zur Abrechnung an den zuständigen Kostenträger weitergibt, verbleibt Teil I des BtM-Rezeptes zur Dokumentation in der Apotheke. Das mittlere Blatt (Teil III) wird für drei Jahre in der Praxis aufbewahrt.

Seit dem 04.03.2013 gibt es neue BtM-Vordrucke. Die neuen Vordrucke verfügen über eine deutlich sichtbare, fortlaufende 9-stellige Rezeptnummer. Über diese Nummer kann das BtM-Rezept zweifelsfrei dem ausstellenden Arzt zugeordnet werden. Mit der Lieferung neuer BtM-Rezepte erhält der Arzt eine Auflistung (Sendungsbeleg) mit den Nummern der zugesendeten BtM-Rezepte. Dieser Sendungsbeleg muss sorgfältig aufbewahrt und der BtM-Dokumentation zugefügt werden, da über diesen Beleg nachgewiesen werden kann, welche BtM-Rezepte dem Arzt zugesendet worden sind. Insbesondere in Praxen, in denen mehrere Ärzte BtM-Rezepte verwenden, muss darauf geachtet werden, dass für jeden Arzt eine getrennte und nachvollziehbare BtM-Dokumentation erfolgt. Eine Vermischung der BtM-Rezepte verschiedener Ärzte ist unzulässig. Um die BtM-Rezepte noch sicherer im Umgang zu machen, sind die neuen BtM-Rezepte mit zusätzlichen Sicherheitsmerkmalen ausgestattet. Die Echtheit eines BtM-Rezeptes kann der Apotheker über ein UV-A-Licht kontrollieren. Alle BtM-Rezepte verfügen über die Kennzeichnung 555 mit einem spiegelverkehrten kleinen „h“, die auf den verschiedenen Teilen des BtM-Rezeptes unterschiedlich farbig eingedruckt ist. Über die BtM-Rezepte werden BtM für Patienten und für den Praxisbedarf über die Apotheke bezogen. Im stationären Bereich werden anstelle der BtM-Rezepte BtM-Anforderungsscheine ausgestellt und in einer krankenhauseigenen Apotheke eingelöst.

4. Über wen können BtM-Rezepte bezogen werden?

____

____

5. Wie müssen Sie die BtM-Rezepte anfordern? Begründen Sie Ihr Vorgehen.

____

____

____

6. Wodurch unterscheidet sich das BtM-Rezept auf den ersten Blick vom Arzneiverordnungsblatt?

____

____

7. Wer erhält welches Blatt (welchen Teil) des BtM-Rezeptes und was macht er damit?

Dokumentation

Die Praxis ist zum einen verpflichtet, für den Praxisbedarf unverzüglich jede zugegangene oder abgegangene BtM-Menge und den sich daraus ergebenden BtM-Bestand zu dokumentieren. Wird der BtM-Nachweis elektronisch geführt, müssen zum Monatsende Ausdrucke angefertigt werden. Die Prüfung der eingehaltenen BtM-Nachweispflicht erfolgt anhand der monatlichen Ausdrucke. Das Bundesinstitut für Arzneimittel und Medizinprodukte hält unter www.bfarm.de/DE/Bundesopiumstelle/Betaeubungsmittel/Verschreibung/_node.html [Datum der Recherche 08.02.2016] ein Musterexemplar für die digitale BtM-Dokumentation bereit. Zum anderen muss jede vorgenommene BtM-Verschreibung in den Krankenunterlagen dokumentiert werden. Eine patientenbezogene BtM-Dokumentation ist erforderlich, wenn die Patienten die verordneten BtM nicht selbst verwalten. Dies ist z. B. bei der Substitution Opiatabhängiger und Bewohnern von Alten- und Pflegeheimen sowie Hospizen der Fall. Hier muss der BtM-Nachweis unter dem Namen, Geburtsdatum des Patienten, der Bezeichnung des BtM mit Dosierungsanweisung und Anwendungsart sowie aller Zu- und Abgänge auf einem gesonderten BtM-Dokumentationsbogen erfolgen. Die Aufzeichnungen können im BtM-Buch, auf einer BtM-Kartei oder im Computer mit Ausdruckmöglichkeit erfolgen. Die Praxis unterliegt der Nachweispflicht, d. h., anhand der Dokumentation muss einerseits lückenlos nachgewiesen werden können, wer, wann, welches BtM aus dem Praxisbestand erhalten hat bzw. auf welchem BtM-Rezept eine Verordnung erfolgt ist und welche BtM für den Praxisbedarf wann, mit welchem BtM-Rezept bezogen wurden. Der behandelnde Arzt ist verantwortlich für die BtM-Nachweispflicht. Zu diesem Zweck sind die BtM-Rezepte nummeriert. Fehlerhaft ausgefüllte BtM-Rezepte müssen ebenfalls dokumentiert werden, da sonst eine Lücke in der fortlaufenden Nummerierung der BtM-Rezepte entstehen würde. Die Aufzeichnungspflicht wird ergänzt durch die Vorgabe, Teil III des BtM-Rezeptes in der Praxis zu verwahren. Die Verbleibnachweise, d. h. die Dokumentation des BtM-Praxisbedarfs, die personenbezogene BtM-Dokumentation und Teil III des BtM-Rezeptes sind drei Jahre in der Praxis aufzubewahren. Der Verlust von BtM-Rezepten ist unter Angabe der Rezeptnummer, des Namens des Arztes und des Ortes, an dem der Arzt beruflich tätig ist, unverzüglich der Bundesopiumstelle, am besten per Fax (Fax-Nr. 0228-207-5985), zu melden. Verliert ein Patient seine BtM-Verordnung, muss keine Meldung bei der Bundesopiumstelle gemacht werden. Der Arzt dokumentiert in diesem Fall auf Teil III des BtM-Rezeptes den Verlust der Verordnung und stellt dem Patienten eine neue Verordnung aus.

Müssen BtM aus dem Praxisbedarf oder patientenbezogene BtM vernichtet werden, so muss der Arzt in Gegenwart von zwei Zeugen diese in der Form entsorgen, dass sie nicht zurückgewonnen werden können und die Umwelt nicht belasten. Die Vernichtung muss unter exakten Angaben des BtM dokumentiert werden.

8. Warum muss sowohl die Herausgabe eines BtM aus dem Praxisbestand als auch die Verschreibung eines BtM exakt und lückenlos dokumentiert werden?

9. Warum dürfen Sie fehlerhaft ausgestellte BtM-Rezepte nicht mit dem Aktenvernichter beseitigen?

10. Was müssen Sie tun, wenn Sie den Verlust eines BtM-Rezeptes feststellen? Begründen Sie Ihre Entscheidung.

Der korrekte Umgang mit dem BtM-Rezept

■ Verordnung

Der Verordnungsteil des BtM-Rezeptes muss nicht handschriftlich durch den Arzt ausgefüllt werden. Dieser kann auch von der Medizinischen Fachangestellten vorbereitet werden oder über die EDV mit einem Nadeldrucker ausgedruckt werden. Auf das Ausfüllen des BtM-Rezeptes muss große Sorgfalt verwendet werden, da fehlerhaft ausgefüllte BtM-Rezepte nur aufwändig mit Datumsangabe und erneuter Unterschrift korrigiert werden können. Sollte ein geringfügig fehlerhaftes BtM-Rezept nicht korrigiert werden können, darf es auf keinen Fall vernichtet werden. Es muss entsprechend der Nachweispflicht aufbewahrt werden (s. Dokumentation). Die BtM-Verordnung für die Substitution Opiatabhängiger darf nicht an die Patienten ausgehändigt werden. Das BtM-Rezept wird von der Arztpraxis an die Apotheke gegeben, die das Substitutionspräparat an die Praxis liefert, wo es verbleibt. Nur in Ausnahmefällen kann der Arzt dem Patienten die Verordnung für die benötigte Menge des Substitutionsmittels für maximal sieben Tage (bei Auslandsaufenthalten für maximal 30 Tage jährlich) aushändigen. Dies ist dann auf dem BtM-Rezept mit Angabe der Reichdauer zu vermerken (s. auch Angaben unter Punkt 4 und 5).

Der Verordnungsteil enthält folgende Angaben:

1. Name, Vorname, Geburtsdatum und Adresse des Patienten
2. Ausstellungsdatum
3. a) Eindeutige Arzneimittelbezeichnung, b) Menge des verschriebenen Arzneimittels in Gramm, Milliliter oder Stückzahl der abgeteilten Form, die Angabe „1OP“ oder „N1“ reicht nicht aus, c) Angabe der Beladungsmenge (Wirkstoffmenge), wenn diese nicht eindeutig aus dem verordneten Firmenprodukt hervorgeht
4. Gebrauchsanweisung mit Einzel- oder Tagesgabe oder Vermerk „gemäß schriftlicher Anweisung“. Die Angabe „bei Bedarf“ oder „alle 2 Tage“ ist nicht ausreichend, bei Take-Home-Verschreibungen ist zusätzlich die Reichdauer des Substitutionsmittels in Tagen notwendig.
5. Kennzeichnung von bestimmten Ausnahmefällen durch die Buchstaben A, S, Z und N:
   A: Kennzeichnung der Überschreitung der Höchstmenge,
   S: Kennzeichnung der Substitution, d. h., das BtM wird nicht dem Patienten ausgehändigt, sondern der Praxis,
   (S)Z: Kennzeichnung der Substitution, die ausnahmsweise an den Anspruchsberechtigten ausgehändigt wird, Reichdauer maximal zwei Tage,
   N: Kennzeichnung der Notfallverordnung des BtM
6. Name, Anschrift, Telefonnummer und Facharztbezeichnung des verschreibenden Arztes, eigenhändige Unterschrift des Arztes, im Vertretungsfall erfolgt der Vermerk „i. V.“
7. Bei Rezepten für den Praxisbedarf entfallen die Punkte 1 und 4, es reicht der Vermerk „Praxisbedarf“ im Patientenfeld.

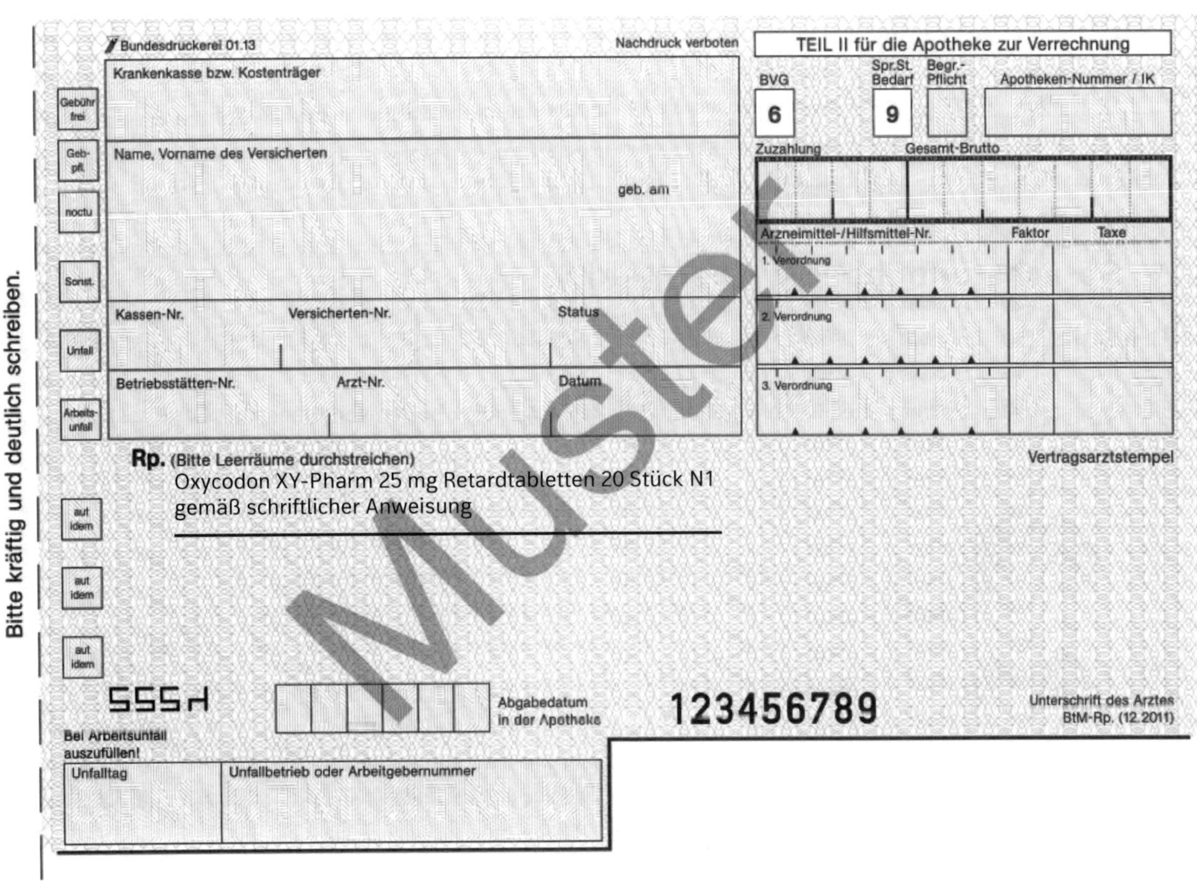
Bundesdruckerei 01.13
Nachdruck verboten
TEIL II für die Apotheke zur Verrechnung
Krankenkasse bzw. Kostenträger
Gebühr frei
Geb.-pfl.
noctu
Sonst.
Unfall
Arbeits-unfall
Name, Vorname des Versicherten
geb. am
Kassen-Nr.
Versicherten-Nr.
Status
Betriebsstätten-Nr.
Arzt-Nr.
Datum
BVG 6
Spr.St. Bedarf 9
Begr.-Pflicht
Apotheken-Nummer / IK
Zuzahlung
Gesamt-Brutto
Arzneimittel-/Hilfsmittel-Nr.
Faktor
Taxe
1. Verordnung
2. Verordnung
3. Verordnung
Vertragsarztstempel
Rp. (Bitte Leerräume durchstreichen)
Oxycodon XY-Pharm 25 mg Retardtabletten 20 Stück N1
gemäß schriftlicher Anweisung
aut idem
aut idem
aut idem
Bitte kräftig und deutlich schreiben.
5554
Abgabedatum in der Apotheke
123456789
Unterschrift des Arztes
BtM-Rp. (12.2011)
Bei Arbeitsunfall auszufüllen!
Unfalltag
Unfallbetrieb oder Arbeitgebernummer
Muster

11. Wer darf den Verordnungsteil wie beschriften?

12. Welche Angaben muss der Verordnungsteil enthalten? Ordnen Sie die aufgelisteten Angaben (S. 64) dem Beispiel auf S. 64 zu, indem Sie die Vorgabe und die Angabe im Beispiel jeweils mit derselben Farbe markieren.

Höchstmenge

Innerhalb von 30 Tagen können auf einem oder mehreren BtM-Rezept(en) bis zu zwei Betäubungsmittel einer bestimmten Arzneimittelgruppe und ggf. ein weiteres BtM aus einer anderen Arzneimittelgruppe verordnet werden. Muss die Höchstmenge im Einzelfall überschritten werden, muss dies auf dem Rezept deutlich mit „A" (Ausnahme) gekennzeichnet werden. § 2 Abs. 1 der Betäubungsmittel-Verschreibungsverordnung (BtMVV) bestimmt, welche BtM bis zu welcher Menge maximal innerhalb von 30 Tagen verordnet werden dürfen. So gilt z. B. für Morphin die Höchstmenge von 20.000 mg/30 Tage und für Fentanyl 500 mg/30 Tage.

Gültigkeit

Das BtM-Rezept muss vom Ausstellungsdatum an gerechnet innerhalb von sieben Tagen in der Apotheke eingelöst werden (s. Verordnung, Punkt 5).

13. Die Patientin Gerda Burgdorf erhält am 10.10. ein BtM-Rezept. Wann muss die Patientin das Rezept spätestens eingelöst haben? Geben Sie auch ein Datum an.

Anwendungsbereich

Mit diesem Vordruck erhalten nicht nur die Versicherten der GKV, sondern auch alle sonstigen Kostenträger und Privatpatienten die BtM. Auch zulasten der gesetzlichen Unfallversicherung verschriebene BtM müssen über dieses Formular rezeptiert werden.

14. Im Gegensatz zu den anderen Vordrucken wird das BtM-Rezept nicht nur für Versicherte der GKV benutzt. Formulieren Sie einen Merksatz, für wen das BtM-Rezept verwendet werden muss.

2.11 Sprechstundenbedarf/Lernfeld 6

Fallbeispiel

Der BKK-Patient Herbert Polt hat einen Salbenverband am linken Zeigefinger bekommen. Hanna hat Luise assistiert.

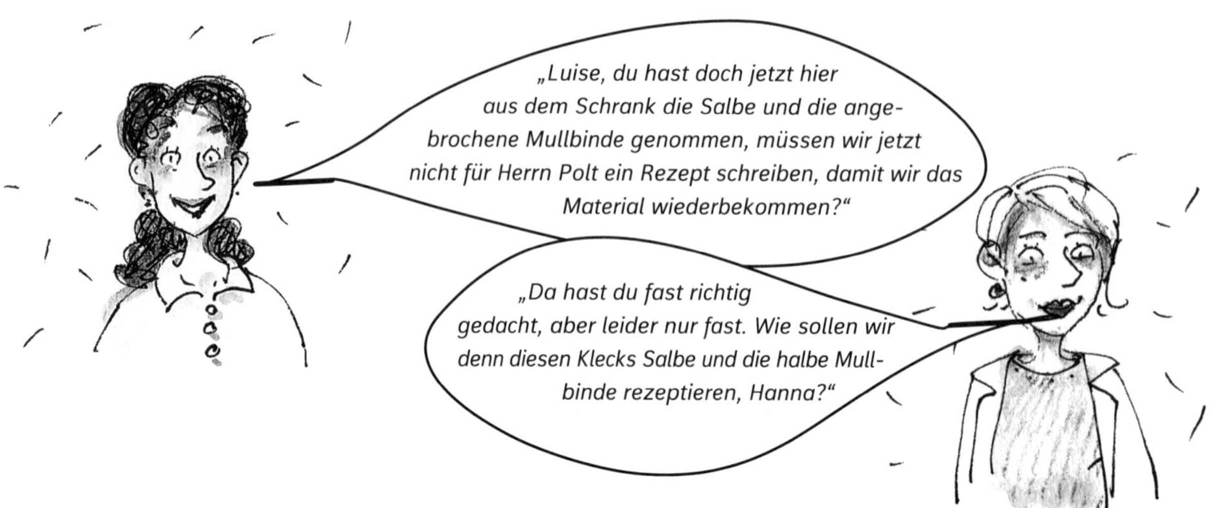

Aufgaben

1. Gute Frage! Wissen Sie eine Antwort?

Informationstext

Rechtsgrundlage

In der „Vereinbarung über die Verordnung von Sprechstundenbedarf", die zwischen der KV und den Landesverbänden der Krankenkassen beschlossen wird, ist festgeschrieben, welche Mittel unter welchen Umständen von den Vertragsärzten für Versicherte der GKV über Sprechstundenbedarf bezogen werden können.

Die GKV hat mit verschiedenen Vertragsherstellern oder -lieferanten Verträge über die Lieferung von Sprechstundenbedarf geschlossen, sodass zu prüfen ist, welche Materialien von welchem Hersteller bezogen werden müssen bzw. ob eine solche Verpflichtung vorliegt. Hier sind regionale Vereinbarungen zu beachten.

> Der Sprechstundenbedarf für Privatpatienten und zulasten der gesetzlichen Unfallversicherung ist getrennt zu beschaffen und zu verwenden. Eine Vermischung von vertragsärztlichem und privatem Sprechstundenbedarf ist nicht zulässig.

Grundsätze der Verordnung

Als Sprechstundenbedarf können nur solche Mittel bezogen werden, die ihrer Art nach bei mehr als einem Anspruchsberechtigten im Rahmen der vertragsärztlichen Versorgung angewendet werden oder bei Notfällen in der Praxis zur Verfügung stehen müssen. Ausgenommen davon sind Mittel, deren Kosten in den berechnungsfähigen Leistungen (s. Allgemeine Bestimmungen A I Nr. 2, EBM) enthalten sind.

Mittel, die nur für einen Patienten verwendet werden, sind kein Sprechstundenbedarf und müssen unter Angabe der zuständigen Krankenkasse auf den Namen des Patienten verordnet werden. Wenn diese über Einzelverordnung bezogenen Mittel von der Apotheke nicht an den Patienten ausgegeben werden dürfen, kann auf dem Verordnungsblatt der Zusatz „a. m. m." (ad manus medici = zu Händen des Arztes) aufgebracht werden.

Werden die Mittel für den Patienten, z. B. bei abgeschlossener Behandlung, nicht mehr benötigt, aber noch in der Praxis aufbewahrt, fließen die „Restposten" dem Sprechstundenbedarf zu.

Werden Mittel über Sprechstundenbedarf bezogen, die nicht vertraglich vereinbart sind, wird das von der abrechnenden Stelle (Rezeptprüfstelle Duderstadt f. Niedersachsen (RPD)[1]) der KV mitgeteilt. Die KV erstattet dann die entstandenen Kosten. Die KV kann dann eine Kostenerstattung von dem Arzt verlangen. Seit Januar 2010 wird von der Prüfungsstelle der Arbeitsgemeinschaft Wirtschaftlichkeitsprüfung die Zulässigkeit von Sprechstundenbedarf überprüft.

Abhängig von der Praxis und der Praxisausstattung können diese vertraglich festgelegten Mittel für Anspruchsberechtigte verordnet werden.

Der Sprechstundenbedarf darf ausschließlich für die ambulante Behandlung verwendet werden. Für die stationäre und belegärztliche Behandlung dürfen diese Materialien nicht gebraucht werden.

Bei der Versorgung von Bundeswehrsoldaten und Polizeibeamten der Bundespolizei ist der Sprechstundenbedarf der vertragsärztlichen Versorgung zu verwenden. Diese Kostenträger leisten dafür gegenüber der RPD einen Kostenausgleich.

Der Sprechstundenbedarf ist wirtschaftlich zu verordnen und zu verwenden. Müssen von einem Mittel größere Mengen ersetzt werden, sind preisgünstigere Großpackungen für einen Quartalsbedarf zu beziehen. (Hier ist zu beachten, dass es ggf. vorgeschriebene Hersteller oder Lieferanten gibt.)

2. Unterstreichen Sie im Text die Mittel, die als Sprechstundenbedarf verordnet werden, und die Mittel, die nicht als Sprechstundenbedarf verordnet werden dürfen.
   Tipp: Verwenden Sie unterschiedliche Farben zum Markieren der Antworten.

3. Erklären Sie, was unter einer „wirtschaftlichen Verordnungs- und Verwendungsweise" zu verstehen ist.

Verfahren der Verordnung von Sprechstundenbedarf

Der Sprechstundenbedarf ist grundsätzlich zum Ende des laufenden Quartals über das Arzneiverordnungsblatt (Muster 16) zu beziehen. Die Bestellung soll spätestens in den ersten Tagen des ersten Monats des Folgequartals (bis 14. des Monats) erfolgen. Auch hier gilt: nicht mehr als drei Verordnungen auf ein Verordnungsblatt. Falls notwendig, sind mehrere Verordnungsblätter auszustellen. Dies ist immer notwendig,

[1] *Für die anderen KV-Bereiche müssen andere Kostenträger eingetragen werden, s. zuständige KV (Internet).*

wenn Arzneimittel, Verbandmaterialien und Hilfsmittel verordnet werden. Betäubungsmittel als Sprechstundenbedarf werden selbstverständlich über das BtM-Rezept verordnet.
Das Feld „Sprechstundenbedarf“ muss angekreuzt werden. Wird ein Hilfsmittel über Sprechstundenbedarf verordnet, muss zusätzlich das Feld 7 „Hilfsmittel“ angekreuzt werden. Die verordneten Mittel sind exakt zu bezeichnen, das Ausstellungsdatum, die BSNR und LANR sind einzutragen, das Verordnungsblatt ist mit dem Vertragsarztstempel zu versehen und vom Arzt zu unterschrieben.
Als Kostenträger wird in Niedersachsen die „Rezeptprüfstelle Duderstadt“ (RPD) mit der Angabe „Sprechstundenbedarf“ und der Kassennummer 17900 eingetragen. Im Feld „Kassen-Nr.“ im Personalienfeld erscheint in Niedersachsen die IK (10)2091696. Die KV Nordrhein legt fest, dass als Kostenträger „SSB Nordrhein“ und als Kostenträgerkennung die Nummer 102091710 im Personalienfeld eingetragen werden muss. Die RPD überweist den Rechnungsbetrag an die Bezugsquelle, sodass der Vertragsarzt von der Bezahlung des Sprechstundenbedarfs befreit ist.
Die Erstbeschaffung des Sprechstundenbedarfs geht zulasten des Vertragsarztes. Am Ende des Quartals der Praxiseröffnung kann die Grundausstattung durch den Sprechstundenbedarf aufgefüllt werden. Für eine neue Praxis (Eröffnung am 02.04.2018) bedeutet dies, dass erstmalig ab dem 01.07.2018 Sprechstundenbedarf bezogen werden kann.

4. Ergänzen Sie das Schaubild.

Die Verordnung von Sprechstundenbedarf für die vertragsärztliche Versorgung ...

erfolgt auf	**zulasten der**	**immer am**

Beispiele von Medikamenten und Materialien des Sprechstundenbedarfs

Gruppe	Beispiele
Verband- und Nahtmaterial	Mullbinden, Mulltupfer, Verbandmull, Verbandspray, Zinkleimbinden, Klammern, Augen- und Ohrenklappen
Mittel zur Narkose und örtlichen Betäubung	Mittel zur i. v.-Narkose, zur Inhalationsnarkose, zur Lokal- und Leitungsanästhesie
Desinfektionsmittel, ausschließlich Anwendung am Patienten	Isopropylalkohol 70 %, jodhaltige Mittel
bestimmte Reagenzien und Schnellteste	Combur-Test (Glukose, Eiweiß, pH) für Urin
diagnostische und therapeutische Hilfsmittel	Holzspatel, -stäbchen, Gummifingerlinge, Einmal-Infusionsbesteck, Einmal-Infusionsnadeln
Puder, Pulver, Salben	nur für mehrere Patienten, möglichst preisgünstige Großpackungen
Arzneimittel für Notfälle und zur Sofortanwendung	schmerzstillende, krampflösende, beruhigende Mittel, Analeptika, Antiasthmatika, Insulin, Mittel zur Blutstillung
bestimmte Röntgenkontrastmittel	Mittel auf Bariumbasis für Magen-Darm-Untersuchungen
Arzneimittel der Negativliste zur Vorbereitung oder im zeitlich begrenzten Anschluss an diagnostische oder therapeutische Eingriffe	Schmerzmittel nach ambulanter Operation, Abführmittel vor Darmuntersuchung

Wenn in der Gebührenposition ausdrücklich festgelegt ist, dass die im Zusammenhang mit der Leistung entstandenen Kosten in der Vergütung der Leistung enthalten sind, können diese Materialien nicht als Sprechstundenbedarf bezogen werden. Dies gilt u. a. für Reagenzien (z. B. Natriumcitricum für BKS) und Schnelltests (z. B. Combur-9-Test und Hämoccult-Test) sowie Einmalspritzen, Einmalkanülen und Blutlanzetten.

Impfstoffe

Impfstoffe für im Inland übliche übertragbare Krankheiten sind als Sprechstundenbedarf zu verordnen.
Dabei ist darauf zu achten, dass Impfstoffe, die aufgrund eines privaten Auslandsaufenthalts notwendig werden, vom Patienten privat zu zahlen sind und auf keinen Fall über Sprechstundenbedarf bezogen werden dürfen.
Der Impfstoffbedarf für ein Quartal ist ggf. auch in Teilmengen bei der Bestellung zu verordnen und nicht erst zum Quartalsende.
Auch wenn grundsätzlich der Sprechstundenbedarf für mehrere Patienten bezogen werden soll, kann bei Impfstoffen eine Einzelverordnung als Sprechstundenbedarf ausgestellt werden.

Die Verordnung von Impfstoffen als Sprechstundenbedarf, auch als Einzelverordnung, stellt sicher, dass bei Transport und Lagerung die Kühlkette nicht unterbrochen wird und damit die Wirkung des Impfstoffes nicht verloren geht.

Auf dem Arzneiverordnungsblatt muss bei Impfstoffen zusätzlich zum Feld 9 das Feld 8 „Impfstoffe" gekennzeichnet werden.

5. In der Praxis von Dr. Virus werden für das 4. Quartal folgende Materialien benötigt:
   40 Mollelastbinden 10 cm, 40 Mollelastbinden 8 cm, PurZellin 3 St. 4 x 5 cm, Einmalkanülen, Einmalhandschuhe, Aldasan 2 l zur Flächendesinfektion, Tetanus -Impfstoff 40 I.E. 0,5 ml 10 x 0,5 ml und MMRVax Fertigspritzen 0,5 ml 20 x 0,5 ml
   a) Unterstreichen Sie die Materialien, die nicht als Sprechstundenbedarf bezogen werden dürfen.
   b) Bestellen Sie die anderen Materialien als Sprechstundenbedarf.

2.12 Verordnung von Krankenhausbehandlung (Muster 2a–c)

Fallbeispiel

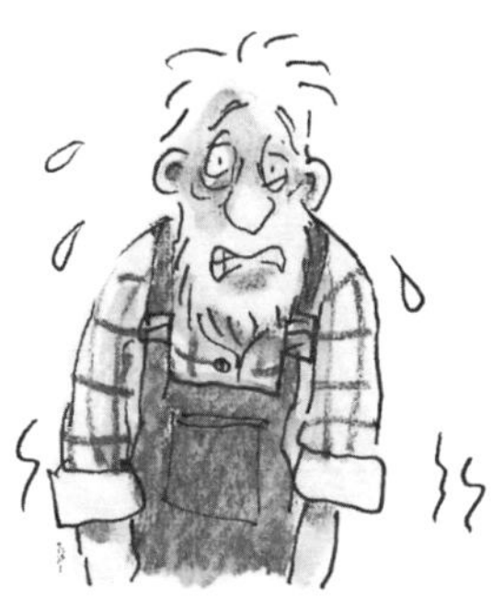

Der Patient Jochen Wenke betritt die Arztpraxis. Er klagt über Herzbeschwerden. Da es dem Patienten sehr schlecht geht, wird er von Hanna umgehend in das Behandlungszimmer geleitet.

Dr. Virus untersucht den Patienten sofort und diagnostiziert einen Herzinfarkt (I21.9G). Der Patient soll auf Anweisung von Dr. Virus heute notfallmäßig in das Marienhospital in Musterstadt eingewiesen werden. Luise meldet den Patienten an und zeigt Hanna, was jetzt getan werden muss.

Informationstext

Maßnahmen vor der Verordnung von Krankenhauspflege

Bevor ein Patient zur stationären Aufnahme in ein Krankenhaus eingewiesen wird, müssen alle notwendigen Maßnahmen getroffen oder veranlasst worden sein, die nach den Regeln der ärztlichen Kunst angezeigt und wirtschaftlich sind, um die stationäre Aufnahme überflüssig zu machen.
Ist das Behandlungsziel durch häusliche Krankenpflege unter Fortsetzung der ambulanten ärztlichen Betreuung oder durch Maßnahmen in einer Kur- oder Spezialeinrichtung zu erreichen, ist die Verordnung einer Krankenhausbehandlung ausgeschlossen.

Verordnung von Krankenhauspflege

Voraussetzung für die Verordnung einer Krankenhausbehandlung ist, dass sich der Arzt vom Zustand des Kranken überzeugt hat.
Die medizinische Notwendigkeit der Krankenhauspflege ist in der Verordnung nach Muster 2 a–c durch die Angabe der Diagnose, des Krankheitsbefundes und der Krankheitssymptome zu begründen. Sollte die Diagnose oder der Krankheitsbefund im Regelfall schon eine Krankenhausbehandlung erfordern, genügt deren Angabe.
Alle wesentlichen Dokumentationen zur Anamnese, Diagnostik und ambulanten Therapie sollten dem Patienten mitgegeben werden. So lassen sich Doppeluntersuchungen vermeiden, die Verweildauer im Krankenhaus kann reduziert und die stationäre Diagnostik und Therapie können sinnvoll unterstützt werden.

Keinen Anspruch auf Krankenhauspflege ...

zulasten der Krankenkasse hat ein Patient, wenn keine medizinische Notwendigkeit für den stationären Aufenthalt vorliegt.
Für einen Pflegefall, bei dem der chronische Krankheitszustand auch mit den stationären Mitteln nicht mehr beeinflusst werden kann, kann die Krankenhauspflege nicht verordnet werden. Soziale Gründe, z. B. die fehlenden Pflege- und Betreuungsmöglichkeiten zu Hause, rechtfertigen ebenfalls nicht die Verordnung von Krankenhauspflege.

Aufgaben

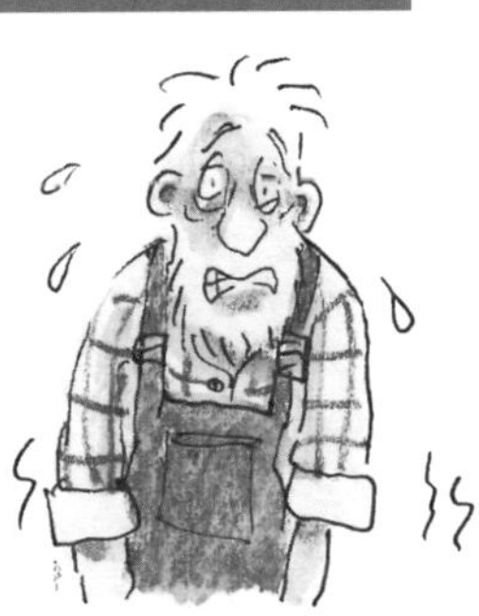

1. Lesen Sie den Informationstext aufmerksam durch.

2. Notieren Sie zu den Angaben 1–4 auf S. 78 stichwortartig eine Erklärung.

Der Patient Jochen Wenke, geb. am 10.08.1960, wohnhaft Mittelweg 7 in 26871 Musterstadt, ist bei der KKH 00 (WOP) unter der Versichertennummer A12345678 krankenversichert. Er kommt direkt von seiner Arbeit in die Praxis und klagt über Herzbeschwerden. Das Ruhe-EKG zeigt infarkttypische Veränderungen und der Troponin-Test ist positiv (akuter Myokardinfarkt - I21.9G). Der Patient wird mit dem Notarztwagen ins Krankenhaus gefahren.

Die Verordnung von Krankenhausbehandlung (Muster 2 a – c)

1. Voraussetzung

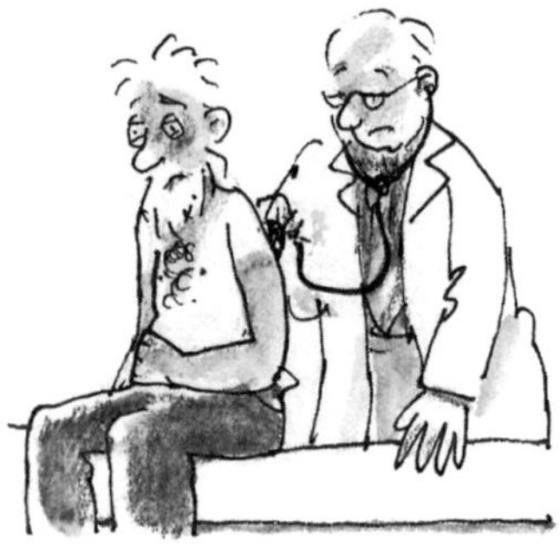

2. Medizinische Notwendigkeit

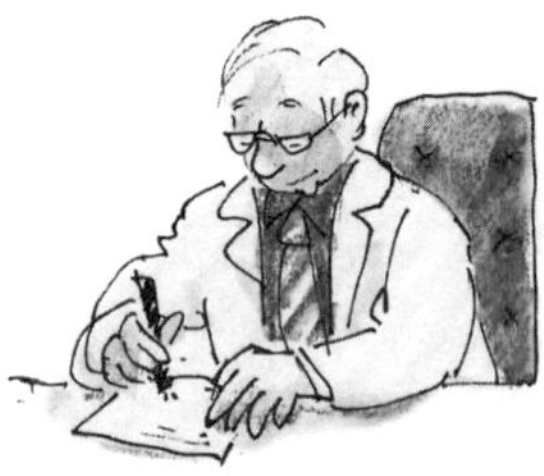

3. Vordrucke

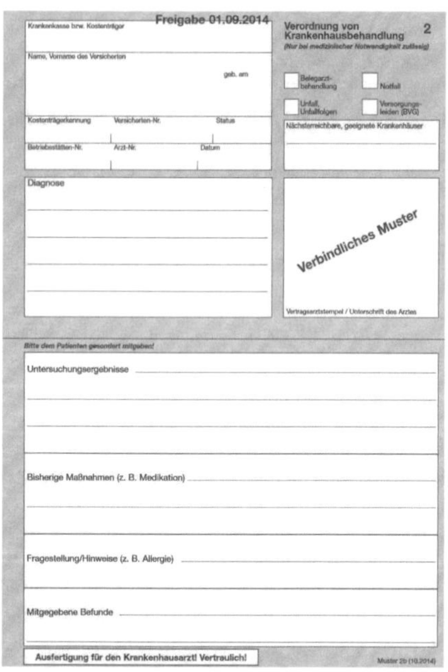

Freigabe 01.09.2014

Verordnung von Krankenhausbehandlung 2

(Nur bei medizinischer Notwendigkeit zulässig)

Krankenkasse bzw. Kostenträger

Name, Vorname des Versicherten

geb. am

Kostenträgerkennung | Versicherten-Nr. | Status

Betriebsstätten-Nr. | Arzt-Nr. | Datum

☐ Belegarztbehandlung ☐ Notfall

☐ Unfall, Unfallfolgen ☐ Versorgungsleiden (BVG)

Nächsterreichbare, geeignete Krankenhäuser

Diagnose

Verbindliches Muster

Vertragsarztstempel / Unterschrift des Arztes

Bitte dem Patienten gesondert mitgeben!

Untersuchungsergebnisse

Bisherige Maßnahmen (z. B. Medikation)

Fragestellung/Hinweise (z. B. Allergie)

Mitgegebene Befunde

Ausfertigung für den Krankenhausarzt! Vertraulich!

Muster 2b (10.2014)

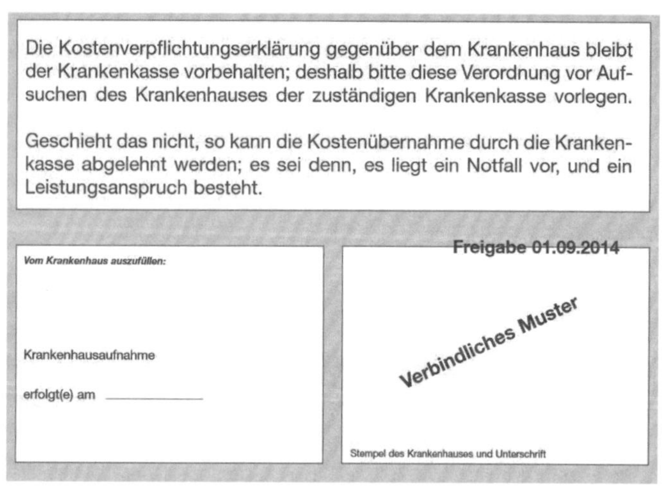

Die Kostenverpflichtungserklärung gegenüber dem Krankenhaus bleibt der Krankenkasse vorbehalten; deshalb bitte diese Verordnung vor Aufsuchen des Krankenhauses der zuständigen Krankenkasse vorlegen.

Geschieht das nicht, so kann die Kostenübernahme durch die Krankenkasse abgelehnt werden; es sei denn, es liegt ein Notfall vor, und ein Leistungsanspruch besteht.

Vom Krankenhaus auszufüllen:

Krankenhausaufnahme

erfolgt(e) am

Freigabe 01.09.2014

Verbindliches Muster

Stempel des Krankenhauses und Unterschrift

4. Wirtschaftlichkeitsgebot

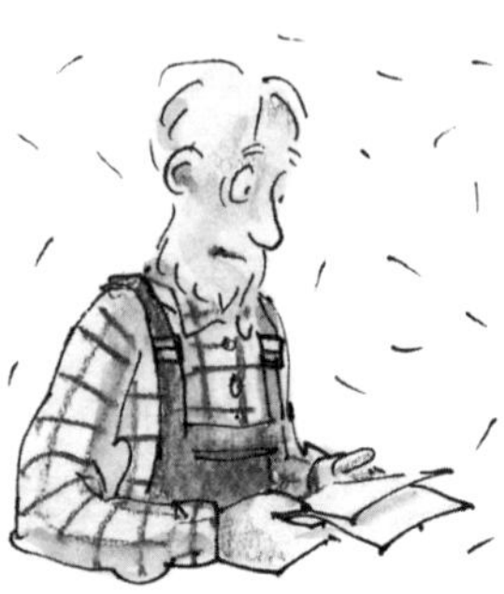

3. Kleben Sie eine Krankenhauseinweisung auf und füllen Sie für den Patienten Wenke, Jochen, geb. am 10.08.1960, die Verordnung von Krankenbehandlung aus. Ergänzen Sie die fehlenden Erklärungen in den Kästchen und verbinden Sie durch Pfeile die Kästchen mit dem Bereich auf dem Vordruck.

Markierungsfelder: Zutreffendes ist anzukreuzen

In bestimmten Fällen sind hier Angaben über zwei Krankenhäuser zu machen, in die der Patient aufgenommen werden sollte.

Teil 2 a

Teil 2 b

Teil 2 c

4. Herr Wenke wird als Notfallpatient direkt von der Praxis mit dem Notarztwagen ins Krankenhaus gebracht. Welche Telefonnummer müssen Sie in **Ihrer** Ausbildungspraxis wählen, um einen Notarzt- bzw. Rettungswagen mit ärztlicher Begleitung anzufordern?

5. Fordern Sie für den Patienten Wenke, Jochen, geb. am 10.08.1960, einen Notarztwagen mit ärztlicher Begleitung an. Formulieren Sie Ihr Telefonat in wörtlicher Rede. Notwendige Erwiderungen der Rettungsleitstelle können Sie frei ergänzen.
„Rettungsleitstelle ..."

6. Herr Wenke ist ärztlich erstversorgt worden und befindet sich jetzt im Behandlungszimmer. Sie sollen den ängstlichen Patienten bis zum Eintreffen des Notarztwagens betreuen. Wie können Sie den Patienten beruhigen? Nennen Sie zwei Möglichkeiten, beruhigend auf den Patienten einzuwirken.

7. Wenn ein Patient zu einer geplanten Operation in ein Krankenhaus eingewiesen werden muss, müssen Sie ihn auf die Genehmigungspflicht hinweisen. Was ist damit gemeint und was könnte passieren, wenn Sie dem Patienten diesen Hinweis nicht geben?

8. Herr Wenke benötigt neben der Verordnung von Krankenhausbehandlung noch zwei andere Vordrucke. Welche beiden Vordrucke müssen Sie für den Patienten noch ausstellen?

9. Stellen Sie die Vordrucke für Herrn Wenke aus. Sollten Sie mit dem neuen Vordruck Schwierigkeiten haben, fragen Sie eine Mitschülerin um Rat.

10. Frau Jung, die Tochter der Patientin Anna Alt, kommt in die Praxis. Sie plane eine Wochenendreise und könne in dieser Zeit nicht ihre pflegebedürftige Mutter betreuen. Frau Jung hält Sie an, bei Dr. Virus für ihre Mutter für diese drei Tage eine Krankenhausbehandlung im Marienhospital in Musterstadt zu erbitten. Was sagen Sie Frau Jung? Formulieren Sie Ihre Antwort in wörtlicher Rede.

2.13 Verordnung von Krankenbeförderung (Muster 4)

Fallbeispiel

Für den Patienten Wenke, Jochen, geb. am 10.08.1960, ist die Verordnung von Krankenbeförderung mit dem Notarztwagen ausgestellt worden.

Aufgaben

1. Lesen Sie die Angaben zur Verordnung einer Krankenbeförderung (Muster 4) aufmerksam durch und dokumentieren Sie die in den Tabellen aufgeführten Nummern auf dem Vordruck.

2. Kontrollieren Sie, ob Sie das richtige Transportmittel angekreuzt haben. Füllen Sie anschließend das Schaubild stichwortartig aus. Hinweise zur Unterscheidung der Transportmittel finden Sie auf den folgenden Seiten.

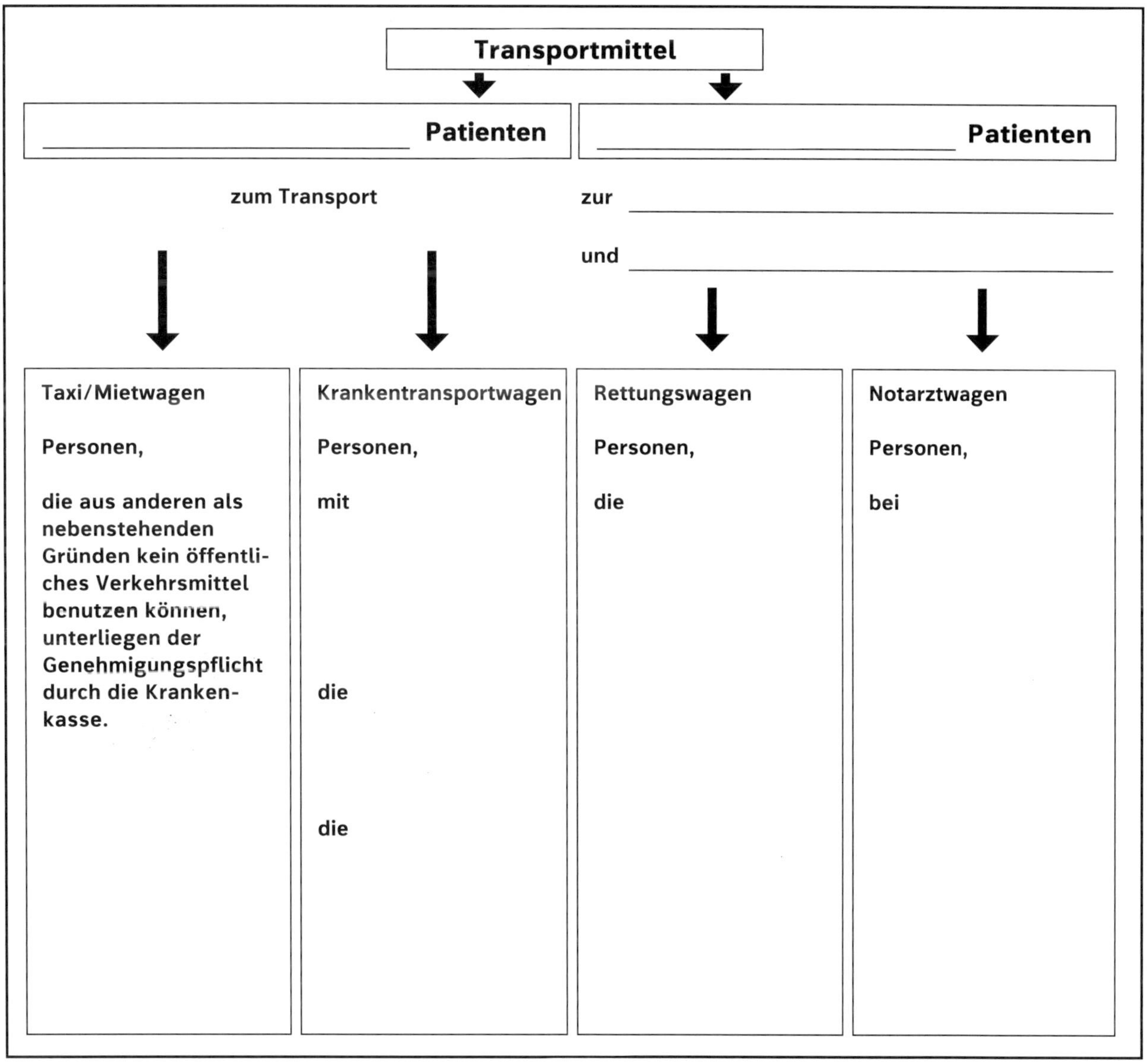

Informationstext

Vor der Verordnung einer Krankenbeförderung (Muster 4) ist der Vertragsarzt verpflichtet, die Notwendigkeit der Beförderung zu überprüfen und unter der Rubrik **1. Hauptleistung** anzugeben. Eine Beförderung zulasten der gesetzlichen Krankenversicherung darf nur dann verordnet werden, wenn die Fahrt im Zusammenhang mit einer Leistung der Krankenkasse zwingend medizinisch notwendig ist. Nur in Ausnahmefällen können Fahrten zur ambulanten Behandlung verordnet werden (s. 1C Hauptleistung). Verordnungsfähig sind im Allgemeinen Fahrten zur Dialyse, onkologischen Chemo- oder Strahlentherapie. Bei Vorliegen einer dauerhaften Mobilitätseinschränkung kann ebenfalls eine Aussnahmesituation vorliegen.

In diesem Fall müssen eine außergewöhnlich Gehbehinderung (aG), Blindheit (Bl), Hilflosigkeit (H) vorliegen und/oder der Patient ist in die Pflegegrade 3, 4 oder 5 eingestuft. Wobei die Einstufung in Pflegegrad 3 aufgrund einer dauerhaften Mobilität erfolgen muss. Die Krankenkassen genehmigen i.d.R. einem anspruchsberechtigten Patienten Fahrten zur ambulanten Behandlung zum nächstgelegenen Arzt, wenn medizinische Gründe nicht dagegen sprechen. Eine Fahrt zu einem weiter entfernten Arzt auf Wunsch des Patienten bewilligen sie nicht. Die mit der weiteren Fahrt verbundenen Mehrkosten muss dann der Patient selber tragen.

Bei der Auswahl des erforderlichen Transportmittels (**2. Beförderungsmittel**) sind der aktuelle Gesundheitszustand des Versicherten und seine Gehfähigkeit unter Beachtung des Wirtschaftlichkeitsgebots zu berücksichtigen.

Verordnung einer Krankenbeförderung (Muster 4)

Aufgaben des Vertragsarztes

Notwendigkeit der Beförderung prüfen	erforderliches Transportmittel auswählen
1. Hauptleistung	**2. Beförderungsmittel**
Die Fahrt muss im Zusammenhang mit einer Leistung der Krankenkasse zwingend medizinisch notwendig sein.	Kriterien sind der aktuelle Gesundheitszustand und die Gehfähigkeit des Versicherten unter Berücksichtigung des Wirtschaftlichkeitsgebots.

Transportmittel	Erklärung
Taxi/Mietwagen	Transport von Nicht-Notfall-Patienten, die keine medizinisch-fachliche Betreuung im Rahmen einer Krankenfahrt benötigen. Zu den Mietwagen werden auch Wagen gerechnet, die über eine behindertengerechte Einrichtung zur Beförderung von Rollstuhlfahrern verfügen.
Krankentransportwagen (KTW)	Transport von Nicht-Notfall-Patienten, die während der Fahrt fachliche Betreuung oder besondere Einrichtungen des Krankentransportwagens (KTW) benötigen. Die fachliche Betreuung wird durch qualifiziertes nicht-ärztliches Personal sichergestellt. Die medizinisch-technische Ausstattung des KTW ist auf die Beförderung von Nicht-Notfall-Patienten ausgelegt. Der KTW wird z. B. ausgewählt, wenn Patienten liegend befördert werden müssen oder wenn die Übertragung schwerer, ansteckender Krankheiten ausgeschlossen werden muss.
Rettungswagen (RTW)	Erstversorgung und Transport von Notfall-Patienten, die vor und während des Transportes neben den Erste-Hilfe-Maßnahmen weitere Maßnahmen brauchen, um die Vitalfunktionen aufrechtzuhalten oder wiederherzustellen.
Notarztwagen (NAW)	Erstversorgung und Transport von Notfall-Patienten, bei denen vor oder während des Transports lebensrettende Sofortmaßnahmen durchzuführen oder zu erwarten sind, für die ein Notarzt erforderlich ist. Häufig fährt der Notarzt in einem Notarzteinsatzfahrzeug (NEF) selbst zum Einsatzort, sodass er, wenn er nicht mehr für die Versorgung des Patienten benötigt wird, umgehend wieder für weitere Einsätze mobil ist. Steigt der Notarzt in den RTW um, um den Patienten während der Fahrt versorgen zu können, wird aus dem RTW ein NAW.

Mitteilung von Krankheiten und drittverursachten Gesundheitsschäden gemäß § 294a SBG V		
1	Unfall/Unfallfolgen	nicht selbst verschuldeter privater Unfall
2	Arbeitsunfall/Berufskrankheit	gesicherter Arbeitsunfall bzw. gesicherte Berufskrankheit, d. h., Kostenträger ist der Träger der gesetzlichen Unfallversicherung
3	Versorgungsleiden (BVG)	nach Bundesversorgungsgesetz anerkanntes Versorgungsleiden (s. Sonstige Kostenträger)
4	sonstiger Schaden	z. B. Gewaltanwendung

Mitteilung von Krankheiten und drittverursachten Gesundheitsschäden gemäß § 294a SBG V		
1. Hauptleistung **A) im Krankenhaus**		
5	Krankenhausbehandlung voll- oder teilstationär	Bei der vollstationären Behandlung verbleibt der Patient mindestens für eine Nacht im Krankenhaus. Bei der teilstationären Behandlung kommt der Patient z. B. morgens zur Krankenhausbehandlung und wird abends wieder entlassen.
6	Krankenhausbehandlung vor- oder nachstationär, Behandlungsdaten	Die vor- und nachstationäre Krankenhausbehandlung steht immer im direkten Zusammenhang mit einer zukünftigen bzw. zurückliegenden vollstationären Krankenhausbehandlung, z. B. OP-Vorbereitung, Nachuntersuchung, unter Angabe der Behandlungsdaten.
B) ambulante Operation		
7	ambulante Operation gemäß § 115 b SGB V, Datum	ambulante Operation mit Angabe des OP-Datums in der vertragsärztlichen Praxis oder im Krankenhaus
8	Vor- oder Nachbehandlung bei ambulanter Operation, Behandlungsdaten	im Zusammenhang mit einer ambulanten Operation notwendige Vor- oder Nachbehandlungen in der vertragsärztlichen Praxis oder im Krankenhaus unter Angabe der OP- und Vor-/Nachbehandlungsdaten
C) ambulante Behandlung		
9	beim Vertragsarzt, im Krankenhaus, sonstige	Angabe des Behandlungsorts
10	hochfrequente Behandlung	Kennzeichnung eines Ausnahmefalls für die Verordnung von Krankenbeförderung zur ambulanten Behandlung
11	dauerhafte Mobilitätseinschränkung	Kennzeichnung eines Ausnahmefalls für die Verordnung von Krankenbeförderung zur ambulanten Behandlung
12	Behandlungsfrequenz, -dauer, Serienverordnung	besondere Angaben zum Behandlungsverlauf
2. Beförderungsmittel		
13	Beförderungsmittel	Auswahl des geeigneten Transportmittels
14	Begründung des Beförderungsmittels (ggf. Angabe ICD-10)	Hier begründet der Vertragsarzt die Wahl des Transportmittels im Regelfall über die Angabe der Diagnose mithilfe des ICD-10-Codes.
15	medizinisch-technische Ausstattung erforderlich	Hier gibt der Vertragsarzt an, ob bei Krankenfahrten (Taxi/Mietwagen) bzw. Krankentransportfahrten (KTW) eine besondere Ausstattung erforderlich ist.
16	von/nach	Angabe des Ausgangs- und Zielorts
17	Hinfahrt/Rückfahrt	Durch Ankreuzen eines der beiden Felder wird neben dem Transportweg auch die Art der Fahrt festgelegt. Im Regelfall können nur Fahrten auf dem direkten Weg zwischen dem jeweiligen Aufenthaltsort des Patienten und der nächsterreichbaren geeigneten Behandlungsmöglichkeit verordnet werden. Die Notwendigkeit der Krankenbeförderung ist für den Hin- und Rückweg getrennt zu überprüfen. Das Ankreuzen beider Felder ist demnach i. d. R. nicht zulässig.
18	Wartezeit (Dauer)	Ist es bei Krankenfahrten oder Krankentransporten wirtschaftlich, das Transportmittel während der Behandlung des Patienten warten zu lassen, muss dies über das Ankreuzen des Feldes und die Angabe der Wartezeit kenntlich gemacht werden.
19	Gemeinschaftsfahrt (Anzahl der Mitfahrer)	Wenn mehrere Patienten zeitgleich zum selben Ziel gefahren werden müssen und medizinische Gründe nicht dagegensprechen, muss der Vertragsarzt für jeden Patienten eine Sammelfahrt unter Angabe der Patientenzahl verordnen.
20	medizinisch-fachliche Betreuung notwendig	Hier wird ggf. die erforderliche Betreuungsleistung angegeben, z. B. notärztlich, fachlich, Trageleistung.

Gebühr frei | Krankenkasse bzw. Kostenträger

Freigabe 01.09.2014

Verordnung einer Krankenbeförderung 4

Gebühr pflicht. | Name, Vorname des Versicherten

geb. am

Kostenträgerkennung | Versicherten-Nr. | Status

Betriebsstätten-Nr. | Arzt-Nr. | Datum

Mitteilung von Krankheiten und drittverursachten Gesundheitsschäden gemäß § 294a SGB V

☐ Unfall, Unfallfolgen ☐ Arbeitsunfall, Berufskrankheit ☐ Versorgungsleiden (BVG u.a.) ☐ sonstiger Schaden

1. Hauptleistung

A) im Krankenhaus

☐ Krankenhausbehandlung voll- oder teilstationär

☐ Krankenhaus-behandlung vor- oder nachstationär

Behandlungsdaten

B) ambulante Operation

☐ ambulante Operation gem. § 115b SGB V

☐ Vor- oder Nach-behandlung bei ambulanter Operation

Datum T T M M J J

Behandlungsdaten

C) ambulante Behandlung (von der Krankenkasse zu genehmigen) ☐ beim Vertragsarzt ☐ im Krankenhaus ☐ sonstige

Begründung des Ausnahmefalls gemäß § 60 Abs. 1 SGB V:

Hochfrequente Behandlung

☐ gemäß Anlage 2 der Krankentransport-Richtlinien (Dialyse, onkologische Chemo- oder Strahlentherapie)

☐ vergleichbarer Ausnahmefall wegen

Dauerhafte Mobilitätseinschränkung

☐ Merkzeichen „aG", „Bl", „H" oder Pflegestufe 2 bzw. 3 vorgelegt

☐ vergleichbarer Grund wegen (ggf. Angabe ICD-10)

voraussichtliche Behandlungsfrequenz: ☐ X pro Woche über ☐☐ Monate

voraussichtliche Behandlungsdauer:

ggf. Zeitraum der Serienverordnung

2. Beförderungsmittel ☐ Taxi, Mietwagen ☐ Krankentransportwagen ☐ Rettungswagen ☐ Notarztwagen ☐ andere

Begründung des Beförderungsmittels (ggf. Angabe ICD-10)

Medizinisch-technische Ausstattung erforderlich: ☐ nein ☐ Tragestuhl ☐ Nicht umsetzbar aus Rollstuhl ☐ liegend ☐ andere

Von Nach

☐ ☐ Wohnung ☐ Hinfahrt ☐ Rückfahrt

☐ ☐ Arztpraxis ☐ Wartezeit (Dauer):

☐ ☐ Krankenhaus ☐ Gemeinschaftsfahrt (Anzahl Mitfahrer):

☐ ☐ andere Beförderungswege

Medizinisch-fachliche Betreuung notwendig: ☐ nein ☐ ja, folgende:

Verbindliches Muster

Unterschrift und Stempel des Vertragsarztes

Muster 4 (10.2014)

Genehmigung der Krankenkasse

☐ Die Fahrt / Serienverordnung wird genehmigt

☐ Die Fahrt wird wie folgt genehmigt:

☐ Die verordnete Fahrt / Serienverordnung wird **nicht** genehmigt

Begründung

Freigabe 01.09.2014

Datum T T M M J J

Verbindliches Muster

Unterschrift und Stempel der Krankenkasse

Bitte die Fahrt immer durch den Versicherten quittieren lassen!

Empfangsbestätigung durch den Versicherten

Ich bestätige die Durchführung der im Folgenden aufgeführten Fahrten

Datum	Fahrtstrecke	Hinfahrt	Rückfahrt	Unterschrift des Versicherten

Die Krankenbeförderung wurde gemäß der obigen Empfangsbestätigung durchgeführt.

Gültiger Zuzahlungsbefreiungsausweis vom T T M M J J lag vor.

Datum und Unterschrift des Leistungserbringers

Abrechnungsdaten des Leistungserbringers

IK des Leistungserbringers | Zuzahlung | Gesamt-Brutto | Positionsnummer | Faktor | km | Positionsnummer | Faktor | km

Rechnungsnummer | Positionsnummer | Faktor | km | Positionsnummer | Faktor | km

Belegnummer

3. Ordnen Sie die Nummern der Felder aus der Tabelle den Angaben auf der Verordnung nach Muster 4 zu, indem Sie die Nummer mit einem grünen Stift auf dem Vordruck an entsprechender Stelle notieren.

4. Neben den o. g. Transportmitteln können noch „andere" notwendig sein. Nennen Sie zwei andere Transportmittel.

5. Für Herrn Wenke haben Sie sicherlich einen bestimmten Transportweg angekreuzt. Kontrollieren Sie, ob Sie alles richtig gemacht haben.

6. Neben den drei aufgeführten Abfahrts- bzw. Zielangaben gibt es noch „andere Transportwege". Nennen Sie einen anderen Transportweg.

7. Sie haben neben dem Transportweg weitere Angaben zum Beförderungsmittel gemacht.
   a) Wie haben Sie den Transport mit dem Transportmittel begründet?

   b) Welche Felder haben Sie zusätzlich angekreuzt?

   c) Warum müssen Sie die erforderliche medizinisch-technische Ausstattung nicht näher angeben?

   d) Wartezeit, d. h., hat der Notarztwagen auf Herrn Wenke während der Behandlung gewartet?

   e) Geben Sie einen Grund an, warum z. B. ein Taxi/Mietwagen oder ein Krankentransportwagen während der Behandlung auf den Patienten warten würde.

   f) Gemeinschaftsfahrt, d. h., sind mehrere Patienten mit dem Notarztwagen gefahren, z. B. weil sie dasselbe Fahrtziel hatten?

8. Was müsste der Fahrer des Transportmittels auf der Rückseite des Vordrucks quittieren, wenn Herr Wenke einen Befreiungsausweis vorgelegt hätte?

9. Wie hoch ist der Eigenanteil, den Herr Wenke für diesen Transport zahlen muss?

____

10. a) Was muss Herr Wenke, der orientiert und ansprechbar ist, auf der Rückseite der Verordnung quittieren?

____

____

b) Welche Hauptleistungen haben Sie für den Patienten Wenke angekreuzt?

____

11. Wann darf ausschließlich die Verordnung von Krankenbeförderung ausgestellt werden? Vervollständigen Sie den Merksatz.

Die Verordnung von Krankenbeförderung darf nur ausgestellt werden, wenn ______________________

____

12. Welche Kombinationen sind möglich (x) und welche sind zwingend vorgeschrieben (0)?

Transportmittel	Fachliche Betreuung	Wartezeit	Sammeltransport	Befreiungs-bescheid
Taxi/Mietwagen				
Krankentransport-wagen				
Rettungswagen				
Notarztwagen				

13. Mithilfe dieser Angaben können Sie Gesetzmäßigkeiten ableiten. Vervollständigen Sie die Merksätze.

Bei Fahrten mit dem Taxi/Mietwagen wird niemals das Feld ______________________

____

Bei Fahrten mit dem Rettungswagen bzw. Notarztwagen wird immer das Feld ______________________

______________ **es werden aber niemals die Felder** ______________________

____

2.14 Verordnung von häuslicher Krankenpflege (Muster 12a–c)

Aufgaben

1. Beschreiben Sie den Aufbau der Verordnung häuslicher Krankenpflege und geben Sie an, wer welchen Teil des Vordrucks wofür erhält.

2. Worauf müssen Sie einen Patienten, der eine Verordnung von häuslicher Krankenpflege erhält, hinweisen?

Informationstext

Ziele der häuslichen Krankenpflege

Die Verordnung häuslicher Krankenpflege zielt hauptsächlich darauf ab, die ambulante ärztliche Behandlung zu ermöglichen und den Behandlungserfolg zu sichern (Sicherungspflege). Andererseits kann auch die Vermeidung bzw. die Verkürzung eines Krankenhausaufenthaltes Ziel der Verordnung häuslicher Krankenpflege sein (Krankenhausvermeidungspflege). Zur Unterstützung bei schwerer Krankheit oder wegen akuter Verschlechterung einer Krankheit, insbesondere nach einem Krankenhausaufenthalt, kann die Verordnung von häuslicher Krankenpflege ebenfalls verordnet werden (Unterstützungspflege). Die Verordnung häuslicher Krankenpflege im Rahmen der Unterstützungspflege ist allerdings nur möglich, wenn der Patient nicht pflegebedürftig entsprechend der Pflegegrade 2, 3, 4 oder 5 ist.

Der Hausarzt ist verpflichtet, sich persönlich vom Zustand des Patienten und der Notwendigkeit der Verordnung zu überzeugen. Das heißt, der Arzt überprüft, welche Leistungen der Patient selber bzw. ein Haushaltsmitglied des Patienten erbringen kann. Im Rahmen des Entlassmanagements können Krankenhausärzte unter bestimmten Voraussetzungen ebenfalls häusliche Krankenpflege verordnen. Grundsätzlich ist der Arzt verpflichtet, die medizinische Notwendigkeit der Verordnung durch Angabe der Diagnose(n) zu begründen. Außerdem müssen die zu erbringenden Leistungen und deren Beginn, Häufigkeit und Dauer auf Muster 12 angegeben werden.[1]

> Die Verordnung von Krankenhauspflege ist nur zulässig, wenn sie wegen Krankheit erfolgt. Eine Verordnung aufgrund einer Pflegebedürftigkeit ist nicht zulässig.

3. Welche Ziele verfolgt die Verordnung häuslicher Krankenpflege (Muster 12)?

4. An welche Voraussetzungen ist die Verordnung häuslicher Krankenpflege gebunden?

Umfang der häuslichen Krankenpflege[2]

Die häusliche Krankenpflege umfasst die drei Bereiche Behandlungspflege, Grundpflege und hauswirtschaftliche Versorgung. Im Leistungsverzeichnis der Häusliche Krankenpflege-Richtlinie sind die verordnungsfähigen Leistungen dieser drei Leistungsbereiche aufgelistet. Das Verzeichnis führt detailliert aus, welche Maßnahmen zu den verschiedenen Leistungen gehören und wie oft und wie lange diese Leistungen verordnet werden können.

Zur Behandlungspflege zählen alle Maßnahmen, die dazu dienen, die Krankheit zu heilen, eine Verschlimmerung zu vermeiden oder Krankheitsbeschwerden zu lindern.

Diese Maßnahmen können an Pflegekräfte delegiert werden. Blutzuckermessung, Dekubitusbehandlung, Medikamentengabe und das Anlegen und/oder Wechseln von Verbänden zählen neben anderen Maßnahmen unter bestimmten Voraussetzungen zur Behandlungspflege.

Die Anleitung zur Behandlungspflege zielt darauf ab, dass der Patient selbst oder eine im Haushalt lebende Person nach entsprechender Anleitung und Kontrolle bestimmte Maßnahmen, z. B. die Blutzuckerkontrolle, (weitgehend) selbstständig durchführen kann.

Zur Grundpflege gehören die Grundverrichtungen des täglichen Lebens.

Hilfe bei der Verwendung von Inkontinenzartikeln oder das Reinigen und Versorgen des Anus praeter werden z. B. über das Feld „Ausscheidungen (Hilfe, Kontrolle und Training)“ verordnet.

Benötigt der Patient Hilfe bei der Nahrungs- und Flüssigkeitsaufnahme oder muss dem Patienten beispielsweise Sondennahrung verabreicht werden, wird dies über das Feld „Ernährung“ verfügt.

Die Körperpflege beinhaltet das Duschen, Baden bzw. Waschen des Patienten, die Zahn-, Haut-, Haar- und Nagelpflege sowie ggf. die Rasur des Patienten. Maßnahmen der Schönheitspflege sind hier allerdings nicht gemeint.

Auch hier kann mit der o. g. Zielsetzung die Anleitung zur Grundpflege verordnet werden.

Zur hauswirtschaftlichen Versorgung zählen Tätigkeiten, die nicht zu den Pflegeleistungen gehören, aber für die Versorgung des kranken Patienten notwendig sind. Hierzu zählen u. a. die Besorgung von Arzneimitteln, das Wechseln der Bettwäsche, das Spülen des Geschirrs und die Zubereitung von Mahlzeiten. Selbstverständlich sind diese Tätigkeiten auf das notwendige Maß beschränkt.

Der behandelnde Arzt koordiniert die Zusammenarbeit zwischen ambulantem Pflegedienst, der Krankenkasse und der Praxis.

---

[1] *vgl. Häusliche Krankenpflege-Richtlinie, in Kraft getreten am 2. Juni 2017, S. 5 und 9 URL: www.g-ba.de/informationen/richtlinie/11/, Datum der Recherche 10.10.2017*

[2] *vgl. Häusliche Krankenpflege-Richtlinie, in Kraft getreten am 02. Juni 2017, URL: www.g-ba.de/informationen/richtlinie/11/ Datum der Recherche 10.10.2017*

Krankenkasse bzw. Kostenträger

Name, Vorname des Versicherten

geb. am

Kostenträgerkennung	Versicherten-Nr.	Status
Betriebsstätten-Nr.	Arzt-Nr.	Datum

☐ Erst-verordnung ☐ Folge-verordnung ☐ Unfall

Verordnung häuslicher Krankenpflege 12

Verordnungsrelevante Diagnose(n) ***(ICD-10-Code)***

Einschränkungen, die häusliche Krankenpflege erforderlich machen
(vgl. auch Leistungsverzeichnis HKP-Richtlinie)

vom T T M M J J bis T T M M J J

Behandlungspflege

Medikamentengabe, Präparate

Dauer nur anzugeben bei Abweichung von Dauer der gesamten Verordnung

Häufigkeit			Dauer	
tgl.	wtl.	mtl.	vom	bis

☐ Herrichten der Medikamentenbox
☐ Medikamentengabe
☐ Injektionen ☐ herrichten ☐ intramuskulär ☐ subkutan

Blutzuckermessung

☐ Erst- oder Neueinstellung ***(max. 4 Wochen und max. 3x täglich)*** ☐ bei intensivierter Insulintherapie

Kompressionsbehandlung ☐ rechts ☐ links ☐ beidseits

☐ Kompressionsstrümpfe anziehen ☐ Kompressionsstrümpfe ausziehen
☐ Kompressionsverbände anlegen ☐ Kompressionsverbände abnehmen

☐ Stützende und stabilisierende Verbände, Art

Wundversorgung, Präparate

	Lokalisation	aktuelle Größe	aktueller Grad
☐ Dekubitusbehandlung			
☐ andere Wundverbände			

Sonstige Maßnahmen der Behandlungspflege

Anleitung zur Behandlungspflege ***für Patient/Angehörige (z.B. Injektionen, Wundbehandlung)***

Anzahl

Grundpflege und hauswirtschaftliche Versorgung

☐ Unterstützungspflege nach § 37 (1a) SGB V
☐ Krankenhausvermeidungspflege nach § 37 (1) SGB V
☐ Grundpflege
☐ hauswirtschaftliche Versorgung

Häufigkeit			Dauer	
tgl.	wtl.	mtl.	vom	bis

Weitere Hinweise

Vertragsarztstempel / Unterschrift des Arztes

Ausfertigung für die Krankenkasse

Muster 12a (10.2017)

Name, Vorname des Versicherten	Kostenträgerkennung	Versicherten-Nr.

Antrag des Versicherten auf Genehmigung häuslicher Krankenpflege

Ich beantrage häusliche Krankenpflege für die Zeit vom TTMMJJ bis TTMMJJ

- ☐ in meinem Haushalt
- ☐ im Haushalt einer sonstigen Person
- ☐ in einer Schule, Kindergarten
- ☐ in einer betreuten Wohnform
- ☐ in einer Werkstatt für behinderte Menschen
- ☐ in einer Wohngemeinschaft
- ☐ in einer sonstigen Einrichtung

Name

Straße, Haus-Nr

PLZ Ort

☐ Folgende verordnete Maßnahmen der häuslichen Krankenpflege können durch eine im Haushalt lebende Person erbracht werden

☐ Die verordneten Maßnahmen der häuslichen Krankenpflege können durch eine im Haushalt lebende Person **nicht** erbracht werden

☐ Bitte senden Sie mir Informationen über zugelassene Pflegedienste

Datum TTMMJJ

Unterschrift des Versicherten oder des gesetzlichen Vertreters

Angaben des Pflegedienstes *(soweit vom Versicherten ein Pflegedienst schon beauftragt worden ist)*

Folgende Leistungen sollen erbracht werden für die Zeit vom TTMMJJ bis TTMMJJ

Leistung	Häufigkeit			Dauer	
	tgl.	wtl.	mtl.	vom	bis

Die Pflege wird durchgeführt von einem zugelassenen Pflegedienst ***(Vertragspartner gem. § 132a Abs. 2 SGB V)***

Name des Pflegedienstes

Straße, Haus-Nr

PLZ Ort

Institutionskennzeichen Pflegedienst

Ansprechpartner in dem Pflegedienst (Name)

Telefonnummer des Pflegedienstes | Fax-Nr. des Pflegedienstes

E-Mail-Adresse des Pflegedienstes

Datum TTMMJJ

Stempel / Unterschrift des Pflegedienstes

5. Welche Bereiche umfasst die Verordnung von häuslicher Pflege?

6. Erklären Sie, was unter diesen Bereichen zu verstehen ist, und nennen Sie Beispiele für Maßnahmen, die verordnet werden können.

7. Erhält ein Patient im Rahmen der Behandlungspflege Injektionen, so können nur i.m.- und s.c.-Injektionen verordnet werden. Die i.v.-Injektion fehlt auf dem Verordnungsblatt Muster 12. Begründen Sie, warum die i.v.-Injektion hier nicht vermerkt ist.

Besonderheit

Im Rahmen der Sicherungspflege kann nur Behandlungspflege verordnet werden. Grundpflege und hauswirtschaftliche Versorgung können nur im Zusammenhang mit der Behandlungspflege verordnet werden, wenn der Patient keine Leistungen von der Pflegeversicherung bezieht.
Bei der Krankenhausvermeidungspflege können Behandlungs- und Grundpflege sowie hauswirtschaftliche Versorgung verordnet werden. Im Rahmen der Unterstützungspflege kann die hauswirtschaftliche Versorgung nur in Kombination mit der Grundpflege verordnet werden, nicht als einziger Leistungsbereich. Grundpflege kann aber ohne hauswirtschaftliche Versorgung verordnet werden.
Ein Patient hat im Regelfall bis zu vier Wochen Anspruch auf häusliche Krankenpflege im Rahmen der Krankenhausvermeidungspflege. Über einen längeren Zeitraum kann die häusliche Krankenpflege nur in begründeten Ausnahmefällen verordnet werden. Eine längere Verordnungszeit setzt i.d.R. eine Genehmigung der Krankenkasse nach Begutachtung durch den MDK voraus.
Die Zuzahlen für nicht befreite Patienten betragen 10,00 € pro Tag für maximal 28 Tage pro Kalenderjahr.

8. Ein alleinstehender Patient wird vorzeitig aus dem Krankenhaus entlassen. Die ambulante ärztliche Betreuung erfolgt im Rahmen von Hausbesuchen. Aufgrund der Erkrankung ist der Patient aber für kurze Zeit auf Hilfe bei der Körperpflege und Haushaltsführung angewiesen. Notieren Sie, welche Voraussetzung für die Verordnung nach Muster 12 vorliegt und welche Pflegebereiche verordnet werden.

9. Der Patient Walter Mauer, geb. am 10.02.1940, erleidet einen Schlaganfall. Nach der stationären Behandlung soll er zu Hause gepflegt werden. Herr Mauer ist seit dem Schlaganfall halbseitig gelähmt und benötigt fremde Hilfe, da seine Ehefrau die vollständige Versorgung aufgrund ihres eigenen Gesundheitszustandes nicht übernehmen kann. Eine wesentliche Besserung seines Zustands ist leider auch nicht zu erwarten. Hat Herr Mauer Anspruch auf eine Verordnung häuslicher Krankenpflege? Begründen Sie Ihre Entscheidung.

10. Heften Sie eine Verordnung häuslicher Krankenpflege (Muster 12 a – d) in Ihren Unterlagen ab und nummerieren Sie die Felder auf dem Vordruck, indem Sie die in der Tabelle angegebenen Nummern den Feldern zuordnen.

Nr.	Feld	Erklärungen
1	Verordnungsrelevante Diagnose(n) (ICD-10-Code)	Eintrag der Diagnose(n) in Form der ICD-10-Verschlüsselung, die Verordnung notwendig machen
2	Einschränkungen, die häusliche Krankenpflege erforderlich machen (vgl. auch Leistungsverzeichnis HKP-Richtlinie)	Das Leistungsverzeichnis der HKP-Richtlinie macht Angaben zu Einschränkungen, die die Verordnung häuslicher Krankenpflege notwendig machen, z. B. erhebliche Einschränkung der Grob- und Feinmotorik der oberen Extremitäten, dass Medikamente nicht an den Ort der Bestimmung geführt werden können
3	Erst- oder Folgeverordnung	Bei erstmaliger oder folgender Verordnung ist das entsprechende Feld anzukreuzen. Die Erstverordnung soll i.d.R. einen Zeitraum von 14 Tagen nicht überschreiten. Die Folgeverordnung kann, wenn es medizinisch notwendig ist, über einen längeren Zeitraum, auch quartalsübergreifend ausgestellt werden. Die Folgeverordnung muss in den letzten drei Arbeitstagen (Montag-Freitag) vor Ablauf des verordneten Zeitraums ausgestellt werden.
4	Unfall	Dieses Feld wird angekreuzt, wenn im Zusammenhang mit einem privaten Unfall, z. B. eines Freizeit- oder Verkehrsunfalls, die Verordnung notwendig ist.
5	vom TTMMJJ bis TTMMJJ	Hier erfolgen die Datumsangaben, von wann bis wann die häusliche Krankenpflege verordnet wird. Ein Anspruch auf häusliche Krankenpflege als besteht i.d.R. für einen Zeitraum von vier Wochen. Eine längere Verordnung muss von der Krankenkasse nach Begutachtung durch den MDK genehmigt werden. Eine Rückdatierung der Verordnung ist grundsätzlich nicht möglich.
6	Behandlungspflege (als Sicherungspflege)	Diese Art der Behandlungspflege liegt vor, wenn nur durch die Verordnung das Ziel der ärztlichen Behandlung gesichert bzw. erreicht werden kann. Verordnet werden können die Maßnahmen Nr. 6 bis Nr. 31 des Leistungsverzeichnisses der HKP-Richtlinie
6.1	• Medikamentengabe	Vgl. u.a. Nr. 26 des Leistungsverzeichnisses der HKP-Richtlinie • zu verabreichenden Medikamente müssen exakt aufgeführt werden, • Pflegedienste schriftlich über die Dosierung, Art und den Zeitpunkt der Medikamentengabe informieren, • Herrichten der Medikamente erfolgt i.d.R. wöchentlich, umfasst die Kontrolle, ob der regelmäßigen Medikamenteneinnahme • Verabreichen der Medikamente umfasst Vorbereitung der Medikamente
6.2	• Blutzuckermessung (mittels Testgerät, z. B. Glukometer)	Vgl. Nr. 11 des Leistungsverzeichnisses der HKP-Richtlinie • bei Erst- und Neueinstellung eines insulin-/tablettenpflichtigen Diabetes 3 x täglich für maximal 4 Wochen verordnungsfähig • routinemäßige Dauermessungen nur bei intensivierten Insulintherapie • bei Folgeverordnung ist HbA1c-Wert zu berücksichtigen
6.3	• Kompressionsbehandlung	Vgl. Nr. 31 des Leistungsverzeichnisses der HKP-Richtlinie • ab Kompressionsklasse II verordnungsfähig • An- und Ausziehen von Kompressionsstrümpfen/-strumpfhosen 1 x täglich • Anlegen von stützenden und stabilisierenden Verbänden, z. B. bei Distorsion, 1 x täglich für maximal 2 Wochen
6.4	• Wundversorgung	Vgl. Nr. 31 des Leistungsverzeichnisses der HKP-Richtlinie • Lokalisation und Wundbefund in der Diagnose angeben • Art der Wundbehandlung und Präparate angeben • Dauer und Häufigkeit angeben

Nr.	Feld	Erklärungen
6.5	• Sonstige Maßnahmen der Behandlungspflege	Hier können andere nicht auf dem Vordruck vorgegebene Leistungen verordnet werden, z. B. spezielle Krankenbeobachtung (Nr. 24)
6.6	• Anleitung zur Behandlungspflege für Patient/Angehörige	Die Maßnahmen, für die das Pflegepersonal den Patienten oder Angehörige anleitet, müssen aufgeführt werden.
6.7	Häufigkeit und Dauer	In diesen Felder wird angegeben, wie oft (täglich, wöchentlich, monatlich) und wie lange die Leistungen der Behandlungspflege erbracht werden sollen. Das Leistungsverzeichnis der HKP-Richtlinie macht dazu die entsprechenden Angaben. Die Dauer einer Leistung muss nur angegeben werden, wenn der Zeitraum der Einzelleistungserbringung nicht mit dem Gesamtverordnungszeitraum übereinstimmt.
7	Grundpflege und hauswirtschaftliche Versorgung	Ob Grundpflege und/oder hauswirtschaftliche Versorgung verordnet wird, muss durch Ankreuzen kenntlich gemacht werden. Beide Leistungsbereiche können nur im Rahmen der Unterstützungs- oder Krankenhausvermeidungspflege verordnet werden. Die Leistungen der Grundpflege finden sich unter den Nrn. 1 bis 4, die Leistungen der hauswirtschaftlichen Versorgung unter Nr. 5 des Leistungsverzeichnisses der HKP-Richtlinie.
7.1	Unterstützungspflege	Die Verordnung als Unterstützungspflege ist bei schwerer Krankheit oder wegen akuter Verschlimmerung einer Krankheit - insbesondere nach einem Krankenhausaufenthalt - möglich, wenn keine Pflegebedürftigkeit oder maximal eine Einstufung in Pflegegrad 1 vorliegt. Unterstützungspflege umfasst Grundpflege und hauswirtschaftliche Versorgung oder nur Grundpflege. Das heißt, die hauswirtschaftliche Versorgung kann nicht allein verordnet werden.
7.2	Krankenhausvermeidungspflege	Die Verordnung als Krankenhausvermeidungspflege liegt vor, wenn durch die Verordnung eine Krankenhausbehandlung vermieden oder verkürzt werden kann. Die Krankenhausvermeidungspflege umfasst die Behandlungs-, Grundpflege und eventuell die hauswirtschaftliche Versorgung.
8	Weitere Hinweise	In diesem Feld können zusätzliche Angaben zur Behandlungs-, Grundpflege oder hauswirtschaftlichen Versorgung gemacht werden, wenn z. B. die vorgegebenen Felder nicht ausreichen.

2.15 Notfall-/Vertretungsschein (Muster 19a–c)

Fallbeispiel

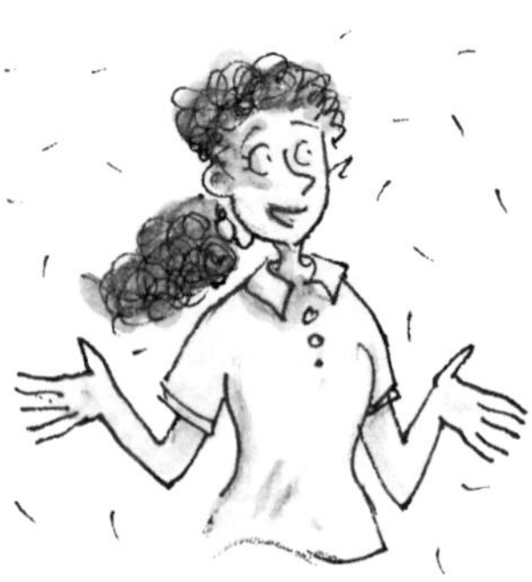

Die Auszubildende Hanna sitzt heute an der Anmeldung und nimmt die Patienten in Empfang. Herr Manfred Huber betritt die Praxis. Hanna kennt ihn schon, da Herr Huber in dieser Woche bereits zweimal in der Praxis zur Behandlung war. Sie sucht seine Unterlagen heraus und bittet den Patienten, im Wartezimmer Platz zu nehmen.

Dann kommt eine unbekannte Patientin in die Praxis. Die Patientin ist normalerweise bei Dr. Heilsam in Behandlung. Da die Praxis von Dr. Virus an diesem Wochenende zum organisierten Notdienst eingeteilt ist, kommt die Patientin in die Praxis. Sie klagt über ein allgemeines Krankheitsgefühl und Reizhusten. Fieber habe sie auch, gibt sie an.

Hanna nimmt die Versichertenkarte von Frau Karla Oltmann in Empfang und schickt sie ins Wartezimmer. Bevor Hanna für die Patientin eine Karteikarte anlegen kann, kommt ihre Kollegin Luise an die Anmeldung.

„Nein, Hanna, eine Karteikarte musst du für diese Patientin nicht anlegen."

Bevor Luise ihr erklären kann, warum für die Patientin keine Karteikarte angelegt werden muss, klingelt das Telefon und Luise ist erst mal beschäftigt. Als Hanna die eGK von Frau Oltmann einlesen will, stellt sie fest, dass die Karte sich nicht einlesen lässt. Bei den anderen Patienten funktioniert doch alles, Hanna ist verunsichert.

Aufgaben

1. Erklären Sie Hanna, warum sie für die Patientin keine Karteikarte anlegen muss und was sie stattdessen tun muss.

2. Hanna ist jetzt verunsichert. Hat sie bei Herrn Huber alles richtig gemacht? Helfen Sie Hanna, indem Sie ihr die korrekte Vorgehensweise bei dem Patienten Manfred Huber erklären.

3. Nennen Sie anhand eines Notfall-/Vertretungsscheines die drei Einsatzbereiche dieses Vordrucks.

4. Erklären Sie mithilfe Ihrer medizinischen Kenntnisse, was ein „Notfall" ist. Unterscheiden Sie zwischen einem Notfall und dem organisierten Notfalldienst.

5. Beschreiben Sie den Aufbau des Notfall-/Vertretungsscheins und geben Sie an, wer welchen Teil wofür erhält.

6. Begründen Sie, warum Sie bei fremden Patienten immer einen Notfall-/Vertretungsschein ausdrucken müssen.

7. Kleben Sie einen Notfall-/Vertretungsschein in das vorgegebene Feld (S. 95) ein und verbinden Sie die Erklärungsfelder mit den entsprechenden Bereichen auf dem Vordruck.

8. Füllen Sie für die Patientin Oltmann, Karla, geb. am 05.04.1970, wohnhaft Ringstraße 7 in 26871 Musterstadt, versichert bei der Techniker Krankenkasse, Versicherten-Nr. A5692345, diesen Notfall-/Vertretungsschein und alle weiteren notwendigen Vordrucke aus. Frau Oltmann klagt über Fieber (38,3 Grad Celsius), Hustenreiz und allgemeines Krankheitsgefühl. Bei der Auskultation der Lunge sind Rasselgeräusche zu hören. Dr. Virus hat bei der Patientin eine akute Bronchitis [J20.9G] festgestellt. Die Patientin erhält ein Rezept über Bronchopront Retardkapseln 20 St. N1 oder ein Substitutionspräparat. Frau Oltmann wird angehalten, mit der Einnahme des Medikaments noch heute (Sonntag) zu beginnen. Sie wird ab morgen für zwei Tage arbeitsunfähig geschrieben. Ihr weiterbehandelnder Arzt ist Dr. med. B. Heilsam in Musterstadt.

9. Auf dem Muster 19 a sind zwei Felder geschwärzt. Sie müssen aber Angaben zur Therapie und Arbeitsunfähigkeit bei der Patientin Oltmann, Karla, geb. am 05.04.1970, machen. Wie gehen Sie vor?

____

10. Markieren Sie mit einem Textmarker, in welchen Fällen der Notfall-/Vertretungsschein auf keinen Fall ausgestellt werden darf.

11. Der Notfall-/Vertretungsschein gilt für die Dauer des organisierten Notfalldienstes oder die Dauer der Urlaubs- bzw. Krankheitsvertretung, maximal jedoch ein Quartal. Ihre Praxis ist unglücklicherweise Silvester und Neujahr zum organisierten Notfalldienst eingeteilt. Ein fremder Patient erscheint sowohl Silvester als auch Neujahr zur Behandlung im organisierten Notfalldienst. Welches Problem ergibt sich hier durch den Jahreswechsel und welche Konsequenz hat dies für Ihre Abrechnung?

____

____

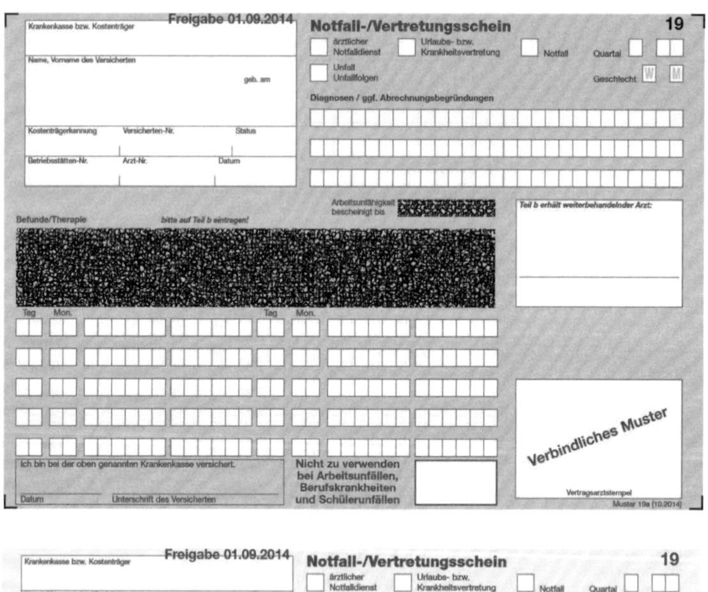

Krankenkasse bzw. Kostenträger
Freigabe 01.09.2014
Notfall-/Vertretungsschein 19
ärztlicher Notfalldienst
Urlaubs- bzw. Krankheitsvertretung
Notfall
Quartal
Unfall Unfallfolgen
Geschlecht W M
Name, Vorname des Versicherten
geb. am
Diagnosen / ggf. Abrechnungsbegründungen
Kostenträgerkennung Versicherten-Nr. Status
Betriebsstätten-Nr. Arzt-Nr. Datum
Arbeitsunfähigkeit bescheinigt bis [redacted]
Teil b erhält weiterbehandelnder Arzt:
Befunde/Therapie bitte auf Teil b eintragen!
[redacted]
Tag Mon. Tag Mon.
Ich bin bei der oben genannten Krankenkasse versichert.
Datum Unterschrift des Versicherten
Nicht zu verwenden bei Arbeitsunfällen, Berufskrankheiten und Schülerunfällen
Verbindliches Muster
Vertragsarztstempel
Muster 19a (10.2014)

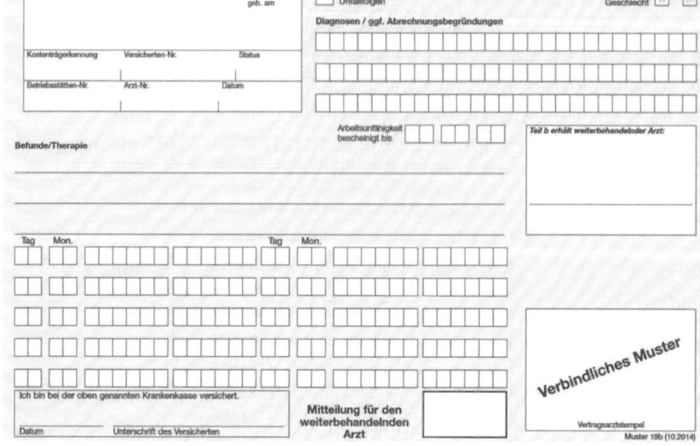

Krankenkasse bzw. Kostenträger
Freigabe 01.09.2014
Notfall-/Vertretungsschein 19
ärztlicher Notfalldienst
Urlaubs- bzw. Krankheitsvertretung
Notfall
Quartal
Unfall Unfallfolgen
Geschlecht W M
Name, Vorname des Versicherten
geb. am
Diagnosen / ggf. Abrechnungsbegründungen
Kostenträgerkennung Versicherten-Nr. Status
Betriebsstätten-Nr. Arzt-Nr. Datum
Arbeitsunfähigkeit bescheinigt bis
Teil b erhält weiterbehandelnder Arzt:
Befunde/Therapie
Tag Mon. Tag Mon.
Ich bin bei der oben genannten Krankenkasse versichert.
Datum Unterschrift des Versicherten
Mitteilung für den weiterbehandelnden Arzt
Verbindliches Muster
Vertragsarztstempel
Muster 19b (10.2014)

Fortsetzung Aufgabe 7

Das Feld ist ausschließlich bei privaten Unfällen/Unfal.-folgen anzukreuzen.

Entsprechend des Einsatzes des Notfall-/Vertreterscheines ist eines der Felder anzukreuzen.

Das Ausfüllen von mehr als einem der drei Felder ist immer falsch.

Aus Datenschutzgründen sind diese Felder auf dem ersten Blatt des Notfall-/Vertretungsscheins geschwärzt.

Unterschrift im Ersatzverfahren erforderlich

2.16 Vordrucke im Zusammenhang mit Vorsorge- und Früherkennungsmaßnahmen/Lernfeld 11

2.16.1 Kinderfrüherkennungsuntersuchungen (U1–U9)

Früherkennungsuntersuchungen für Kinder
Damit Kinder gesund aufwachsen und Krankheiten früh erkannt und behandelt werden können, bieten alle Krankenkassen und privaten Krankenversicherer in Deutschland die Früherkennungsuntersuchungen U1 bis U9 in den ersten sechs Lebensjahren des Kindes an. Diese Untersuchungen sind ein wichtiger Teil der Gesundheitsvorsorge. Sie finden zu bestimmten Zeiten statt, an denen die Kinder entscheidende Entwicklungsfortschritte machen. Die Teilnahme an allen Früherkennungsuntersuchungen ist daher für alle Kinder wichtig.

Fallbeispiel

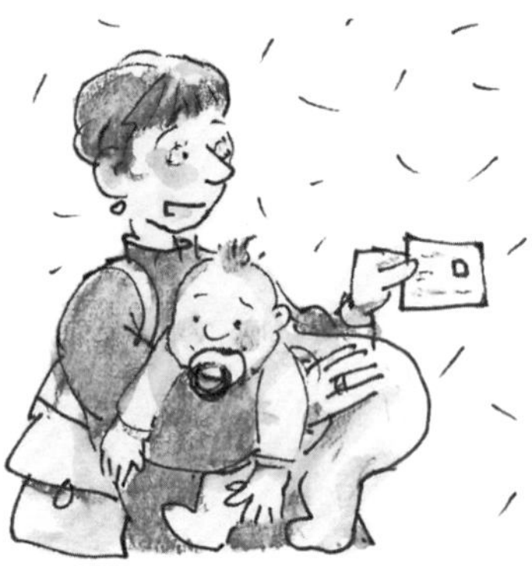

Hanna sitzt an der Anmeldung, als Frau Kanter mit ihrem vier Monate alten Sohn Justus die Praxis betritt. Sie hat heute einen Termin zur Kinderfrüherkennungsuntersuchung.
Nachdem Hanna die elektronische Gesundheitskarte von Justus eingelesen hat, kommt Luise an die Anmeldung.

„Wo hast du denn die Unterlagen von Justus Kanter, Hanna?“, fragt Luise.

Hanna guckt verdutzt ...

Aufgaben

1. Helfen Sie Hanna. Welche Unterlagen meint Luise?

2. Tragen Sie mithilfe Ihres Fachkundebuches die Kinderfrüherkennungsuntersuchungen in die Tabelle ein.

Untersuchungsstufe		Toleranzgrenze
	Neugeborenen-Erstuntersuchung	
	3. bis 10. Lebenstag	3. bis 14. Lebenstag
	4. bis 5. Lebenswoche	3. bis 8. Lebenswoche
	3. bis 4. Lebensmonat	2. bis 4,5. Lebensmonat
	6. bis 7. Lebensmonat	5. bis 8. Lebensmonat
	10. bis 12. Lebensmonat	9. bis 14. Lebensmonat
	21. bis 24. Lebensmonat	20. bis 27. Lebensmonat
	34. bis 36. Lebensmonat	33. bis 38. Lebensmonat
	46. bis 48. Lebensmonat	43. bis 50. Lebensmonat
	60. bis 64. Lebensmonat	58. bis 66. Lebensmonat

3. Welche Kinderfrüherkennungsuntersuchung wird heute bei Justus Kanter durchgeführt?

____

4. Wie alt darf Justus höchstens sein, damit diese Kinderfrüherkennungsuntersuchung noch durchgeführt werden darf?

____

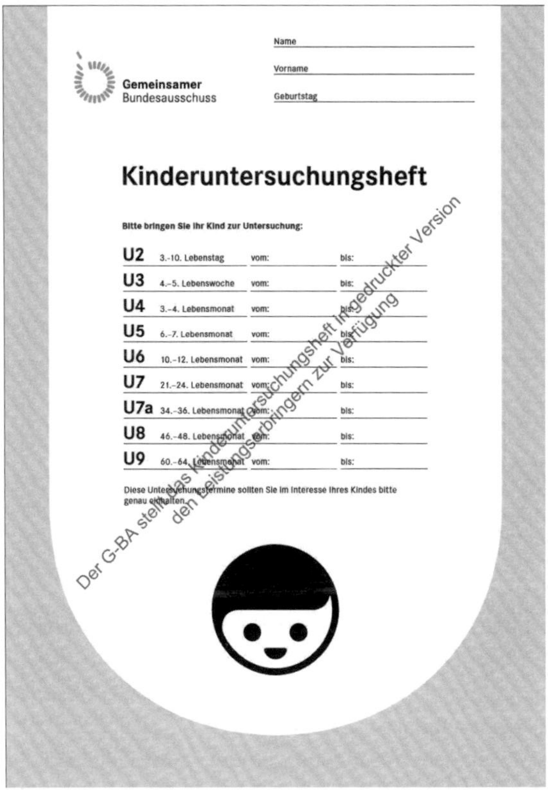
Gemeinsamer Bundesausschuss

Name ____________

Vorname ____________

Geburtstag ____________

Kinderuntersuchungsheft

Bitte bringen Sie Ihr Kind zur Untersuchung:

U2 3.–10. Lebenstag	vom:	bis:
U3 4.–5. Lebenswoche	vom:	bis:
U4 3.–4. Lebensmonat	vom:	bis:
U5 6.–7. Lebensmonat	vom:	bis:
U6 10.–12. Lebensmonat	vom:	bis:
U7 21.–24. Lebensmonat	vom:	bis:
U7a 34.–36. Lebensmonat	vom:	bis:
U8 46.–48. Lebensmonat	vom:	bis:
U9 60.–64. Lebensmonat	vom:	bis:

Diese Untersuchungstermine sollten Sie im Interesse Ihres Kindes bitte genau einhalten.

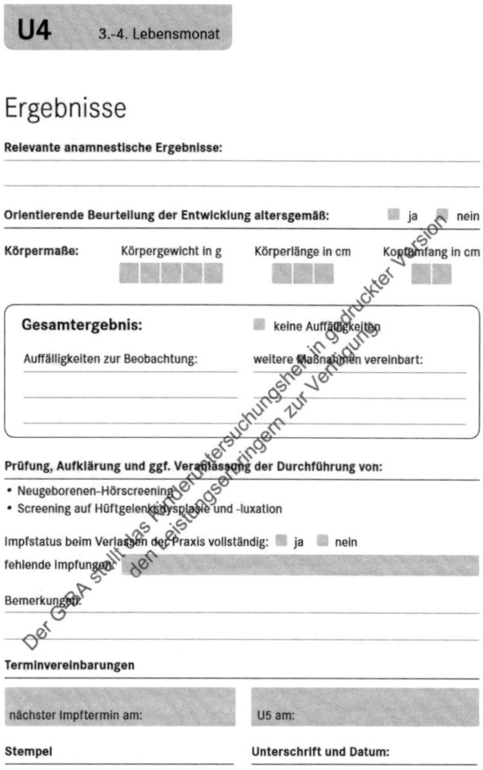
U4 3.–4. Lebensmonat

Ergebnisse

Relevante anamnestische Ergebnisse:

Orientierende Beurteilung der Entwicklung altersgemäß: ☐ ja ☐ nein

Körpermaße: Körpergewicht in g | Körperlänge in cm | Kopfumfang in cm

Gesamtergebnis: ☐ keine Auffälligkeiten

Auffälligkeiten zur Beobachtung: | weitere Maßnahmen vereinbart:

Prüfung, Aufklärung und ggf. Veranlassung der Durchführung von:
- Neugeborenen-Hörscreening
- Screening auf Hüftgelenksdysplasie und -luxation

Impfstatus beim Verlassen der Praxis vollständig: ☐ ja ☐ nein

fehlende Impfungen:

Bemerkungen:

Terminvereinbarungen

nächster Impftermin am: | U5 am:

Stempel | **Unterschrift und Datum:**

Perzentilkurven für Körpergröße und -gewicht (Jungen 0 - 7 Jahre)

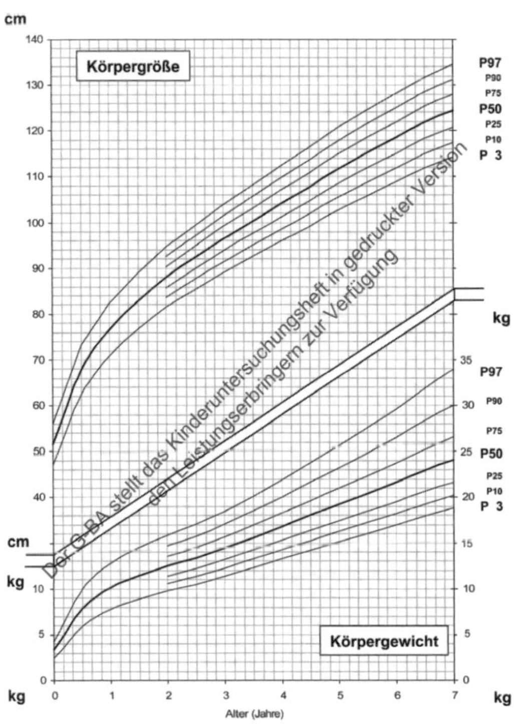

Perzentilkurven für Körperlänge und -gewicht (Jungen 0 - 2 Jahre)

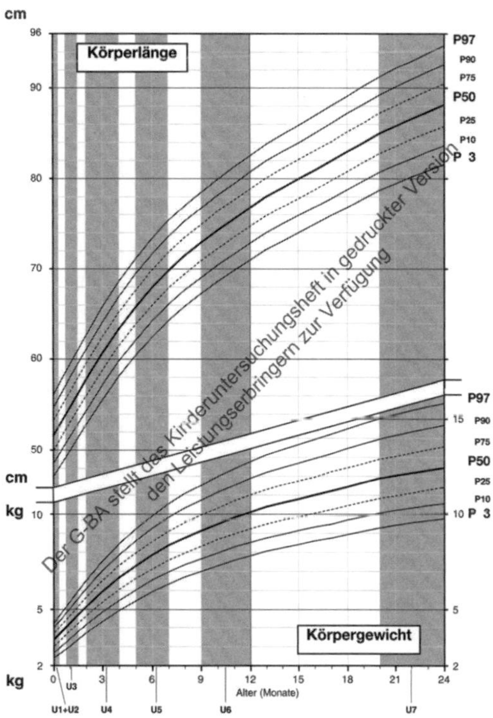

5. Bevor Luise ihrer Kollegin weitere Erklärungen zu den Kinderfrüherkennungsuntersuchungen geben kann, muss der kleine Justus Kanter für die Untersuchung vorbereitet werden. Welche Maßnahmen können von der Medizinischen Fachangestellten vorbereitend durchgeführt werden? Beantworten Sie die Frage mithilfe Ihres Fachkundebuches und eines Kinder-Untersuchungsheftes.

Nachdem alles vorbereitet ist, bleibt Zeit, Hannas Fragen zu beantworten.

6. Warum werden bei Kindern so viele Früherkennungsuntersuchungen durchgeführt? Beantworten Sie diese Frage, indem Sie die Ziele der Früherkennungsuntersuchungen im folgenden Auszug aus den „Kinder-Richtlinien" unterstreichen.

„Kinder-Richtlinien"[1]

Allgemeines

Die nach diesen Richtlinien durchzuführenden ärztlichen Maßnahmen bei Kindern bis zur Vollendung des 6. Lebensjahres dienen der Früherkennung von Krankheiten, die ihre körperliche, geistige oder psycho-soziale Entwicklung in nicht geringem Maße gefährden. [...]

Die Maßnahmen sollen mögliche Gefahren für die Gesundheit der Kinder dadurch abwenden, dass aufgefundene Verdachtsfälle eingehend diagnostiziert und erforderlichenfalls rechtzeitig behandelt werden können. [...]

7. Welche Vorgaben legen die „Kinder-Richtlinien" bei der Aufzeichnung und Dokumentation der Früherkennungsuntersuchungen fest? Beantworten Sie diese Frage, indem Sie die Vorgaben im Auszug aus den „Kinder-Richtlinien" unterstreichen.

Aufzeichnungen und Dokumentation

§ 69 Kinder-Richtlinie

(1) Die Dokumentation der Befunde zu den Untersuchungen [...] erfolgt in der Patientenakte und im Untersuchungsheft für Kinder [...]. Darüber hinaus wird jeweils die Teilnahme an den Untersuchungen (U2-U9) auf einer separaten Teilnahmekarte dokumentiert [...]. Für die Präventionsempfehlung wird eine ärztliche Bescheinigung ausgestellt. [...]

8. Die Früherkennungsuntersuchungen werden über die eGK des Kindes abgerechnet. Was ist zu tun, wenn für die U1 und ggf. auch U2 noch keine eGK für das Kind vorliegt? Beantworten Sie die Frage, indem Sie das Vorgehen in dem Auszug der „Kinder-Richtlinien" unterstreichen.

[1] *Richtlinien des Bundesausschusses der Ärzte und Krankenkassen über die Früherkennung von Krankheiten bei Kindern bis zur Vollendung des 6. Lebensjahres i. d. Fassung vom 26. April 1976, zuletzt geändert am 16. Dezember 2010, in Kraft getreten am 25.07.2017*

Anspruchsberechtigung

Die erste Untersuchung [...] bei Kindern (U1) wird auf einem mit der Versichertenkarte eines Elternteils ausgestellten Abrechnungsschein abgerechnet. Dies gilt auch für die zweite Untersuchung (U2), wenn zum Zeitpunkt der Untersuchung noch keine Versichertenkarte für das Kind vorliegt.

2.16.2 Jugendgesundheitsuntersuchung (J1)

Fallbeispiel

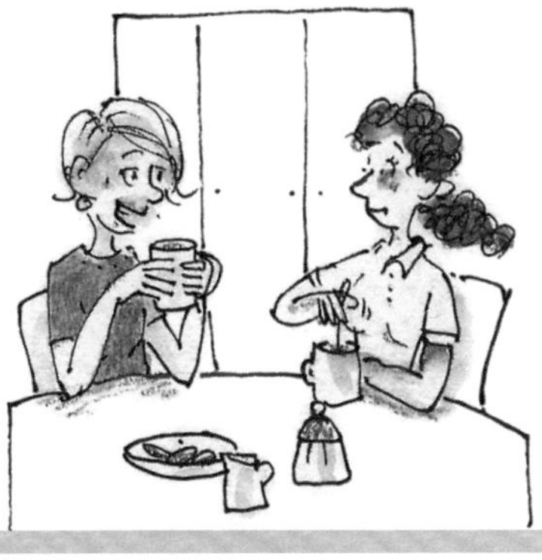

In der Mittagspause unterhalten sich Luise und Hanna über die Früherkennungsuntersuchungen.

„Bis zur Vollendung des sechsten Lebensjahres kümmert man sich ja sehr um die Gesundheit der Kinder, aber dann?“, sagt Hanna enttäuscht.
Luise erklärt Hanna, dass es noch die Jugendgesundheitsuntersuchung (J1) gibt.
„Ach ja, die hatte ich vergessen. Die musste ich doch machen, bevor ich hier meine Ausbildung beginnen konnte“, sagt Hanna.

Aufgaben

1. Klären Sie Hanna über ihren Irrtum auf. Mit welcher Untersuchung verwechselt Hanna die Jugendgesundheitsuntersuchung (J1)?

____

2. Aktivieren Sie Ihr Vorwissen. Wer muss eine Jugendarbeitsschutzuntersuchung durchführen lassen und was passiert, wenn ein Jugendlicher diese Untersuchung nicht durchführen lässt?

____

____

3. Wer hat Anspruch auf die Jugendgesundheitsuntersuchung (J1)? Unterstreichen Sie im Text die Anspruchsberechtigten dieser Früherkennungsuntersuchung.

Anspruchsberechtigt[1]

Versicherte haben zwischen dem vollendeten 13. und vollendetem 14. Lebensjahr Anspruch auf eine Jugendgesundheitsuntersuchung. Dieser Anspruch ist durch Vorlage der Krankenversichertenkarte oder eines Behandlungsausweises nachzuweisen. Dabei ist sicherzustellen, dass nicht bereits eine Jugendgesundheitsuntersuchung vom Versicherten in Anspruch genommen wurde. Die Anspruchsberechtigung schließt einen Zeitraum von jeweils zwölf Monaten vor Vollendung des 13. Lebensjahres und nach Vollendung des 14. Lebensjahres ein (Toleranzzeit).

4. Erklären Sie in Bezug auf <u>die Abrechnung</u> den Unterschied zwischen der Jugendgesundheitsuntersuchung und der Jugendarbeitsschutzuntersuchung.

____

____

____

____

[1] *Richtlinien des Bundesausschusses der Ärzte und Krankenkassen zur Jugendgesundheitsuntersuchung vom 26. Juni 1998, zuletzt geändert am 19. Juni 2008, in Kraft getreten am 01.01.2017*

5. Warum wird die Jugendgesundheitsuntersuchung (J1) durchgeführt? Beantworten Sie diese Frage, indem Sie die Ziele der Früherkennungsuntersuchungen im folgenden Auszug aus den Richtlinien zur Jugendgesundheitsuntersuchung unterstreichen.

Zielsetzung

Ziel der vorliegenden Richtlinien zur Jugendgesundheitsuntersuchung ist die Früherkennung von Erkrankungen, die die körperliche, geistige und soziale Entwicklung in nicht geringfügigem Maße gefährden. Insbesondere wird auch beabsichtigt, durch Früherkennung psychischer und psychosozialer Risikofaktoren eine Fehlentwicklung in der Pubertät zu verhindern. Darüber hinaus sind individuell auftretende gesundheitsgefährdende Verhaltensweisen frühzeitig zu erkennen. Über die hierdurch vermittelte gesundheitliche Gefährdung ist der Jugendliche frühzeitig aufzuklären.

Anamnese und körperliche Untersuchung beschränken sich dabei auf diejenigen Störungen und Verhaltensauffälligkeiten, die schon in einem frühen Stadium einer Behandlung und Beratung zugeführt werden können bzw. von Bedeutung sind für die soziale Integration des Jugendlichen.

6. Welche Vorgaben legen die Richtlinien bei der Aufzeichnung und Dokumentation der Früherkennungsuntersuchungen fest? Beantworten Sie diese Frage, indem Sie die Vorgaben in dem Auszug der Richtlinien unterstreichen.

Dokumentation und Auswertung

- Anamnestische Befunde, Untersuchungsergebnisse und veranlasste Maßnahmen der Jugendgesundheitsuntersuchung werden auf einem Berichtsvordruck aufgezeichnet. Auf die Vollständigkeit der Eintragungen ist zu achten.
- Der Berichtsvordruck verbleibt beim Arzt und soll dort fünf Jahre aufbewahrt werden.
- Werden infolge der Untersuchung weitere Maßnahmen veranlasst, so sind die hierfür relevanten Gründe durch entsprechende Kennzeichen (Eintragen von Kennziffern) auf dem Dokumentationsbogen auszuweisen.
- Bei jedem Jugendlichen ist der Impfstatus zu erheben und dieser ggf. zur Nachimpfung zu motivieren. [...]

Informationstext

Neben der Ermittlung der Körpergröße, des Körpergewichts mit der Berechnung des BMI (Body-Mass-Index – Körpergewicht/kg : Körpergröße/m^2) zum Ausschluss von Störungen des Wachstums und der körperlichen Entwicklung wird im Rahmen der körperlichen Untersuchung u. a. ein besonderes Augenmerk auf eine verfrühte oder verzögerte Pubertätsentwicklung gelegt.

Um eine von der Norm abweichende Pubertätsentwicklung feststellen zu können, nutzt man die Tanner-Tabellen. Mit diesen Tabellen können Zuordnungen zur Brustentwicklung bei Mädchen (B1 bis B5) bzw. Genitalentwicklung (G1 bis G5) bei Jungen sowie zur Pubesbehaarung (Schambehaarung – PH1 bis PH6) gemacht werden. In Abhängigkeit zum Alter des Mädchens oder Jungen ergibt sich eine Zuordnung zu den o. g. Stadien.

7. Die Patientin Huber, Christa, wohnhaft Südwieke 23 in 26871 Musterstadt, geb. am 15.04.20..., versichert unter der Versicherten-Nr. A5987235 bei der KKH über Huber, Klaus, erscheint zur Jugendgesundheitsuntersuchung (J1) in der Praxis von Dr. Virus. Bereiten Sie die Untersuchung vor, indem Sie aufschreiben, welche Maßnahmen von Ihnen vorbereitend durchgeführt werden. Füllen Sie den Vordruck zur Jugendgesundheitsuntersuchung aus. Fehlende Angaben ergänzen Sie sinnvoll.

2.16.3 Krebsfrüherkennungsuntersuchungen (Muster 39a – d und Muster 40)

Fallbeispiel

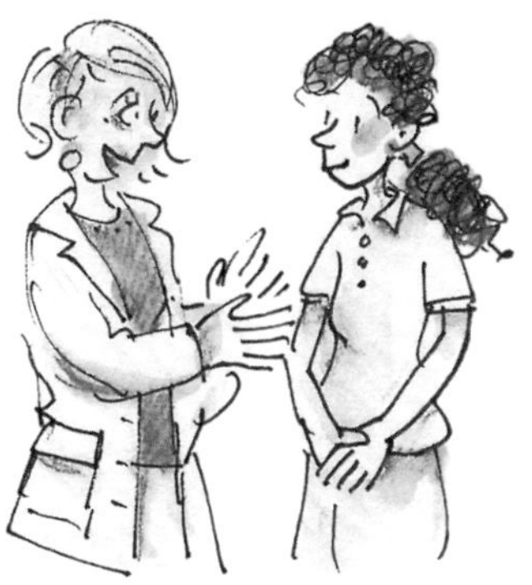

Jochen Berger erscheint in der Praxis. Er hat heute einen Termin zur Krebsfrüherkennungsuntersuchung.
Luise erklärt Hanna die Vordrucke zu den Krebsfrüherkennungsuntersuchungen.

„Oh, die unterscheiden sich aber gewaltig voneinander", sagt Hanna.

Krankenkasse bzw. Kostenträger **Freigabe 01.09.2014**

Name, Vorname des Versicherten

geb. am

Kostenträgerkennung | Versicherten-Nr. | Status

Betriebsstätten-Nr. | Arzt-Nr. | Datum

Geburtsjahr 1 9 J J (23 24)

Tag der Untersuchung T T M M J J (25 26 27 28 29 30)

Anamnese

Wurde bereits eine Krebsfrüherkennungsuntersuchung durchgeführt?

☐ nein (31, 1) ☐ ja, zuletzt im Jahr (31, 2) J J (32 33)

	nein	ja
Abgang von Blut oder Schleim mit dem Stuhl	34 ☐ 1	☐ 2
Neu aufgetretene Unregelmäßigkeiten im Stuhlgang	35 ☐ 1	☐ 2
Beschwerden beim Wasserlassen	36 ☐ 1	☐ 2
Bräunlich oder rötlich gefärbter Urin	37 ☐ 1	☐ 2

Ausfertigung für den untersuchenden Arzt

Krebsfrüherkennung - Männer 40

Befund

	nein	ja	
Haut Wachstum, Verfärbung oder Blutung eines Pigmentfleckens oder Knotens	38 ☐ 1	☐ 2	
Äußeres Genitale auffällig	39 ☐ 1	☐ 2	
Prostata auffällig – isolierte Verhärtung	40 ☐ 1	☐ 2	
totale Verhärtung	41 ☐ 1	☐ 2	
Rektum / Kolon Tastbefund auffällig	42 ☐ 1	☐ 2	Zusätzl. ab dem Alter von **50** Jahren
Stuhltest zurückgegeben	43 ☐ 1	☐ 2	
Stuhltest positiv	44 ☐ 1	☐ 2	
Inguinale Lymphknoten auffällig	45 ☐ 1	☐ 2	
Bisher unbekannte behandlungsbedürftige Nebenbefunde	46 ☐ 1	☐ 2	

RR

☐☐☐ / ☐☐☐

Bei Werten über 140/90 2. Messung eintragen

☐☐☐ / ☐☐☐

Vertragsarztstempel / Unterschrift des Arztes

Muster 40 (10.2014)

Krankenkasse bzw. Kostenträger | **Freigabe 22.10.2014**

Name, Vorname des Versicherten

geb. am

Kostenträgerkennung | Versicherten-Nr. | Status

Betriebsstätten-Nr. | Arzt-Nr. | Datum

39

Zytologische Untersuchung Unters.-Nummer ______ Eingangs-datum ______

Bitte ab hier nicht mehr durchschreiben

Lfd.-Nr.

Die Untersuchung wurde durchgeführt am T T M M J J

Honorarabrechnung

Untersuchung gemäß EBM-Nr.

Kostenerstattung für den Versand gemäß BMÄ/E-GO-Nr.

Überweisungsschein zur präventiven zytologischen Untersuchung

Vertragsarztstempel / Unterschrift des überweisenden Arztes

Verbindliches Muster

Vertragsarztstempel

Muster 39a (1.2015)

Krankenkasse bzw. Kostenträger | **Freigabe 22.10.2014**

Name, Vorname des Versicherten

geb. am

Kostenträgerkennung | Versicherten-Nr. | Status

Betriebsstätten-Nr. | Arzt-Nr. | Datum

Krebsfrüherkennung - Frauen

39

Zytologische Untersuchung Unters.-Nummer ______ Eingangs-datum ______ Ausgangs-datum ______

Laborbarcode

Geburtsjahr 1 9 J J

Tag der Untersuchung T T M M J J

Anamnese

Wurde bereits eine Krebsfrüherkennungsuntersuchung durchgeführt?

☐ nein ☐ ja, zuletzt im Jahr J J

Ggf. Nr. des letzten zytolog. Befundes ______ Gruppe ______

Gynäkologische OP, Strahlen- oder Chemotherapie des Genitales

☐ nein ☐ ja Welche? ______

Wann? ______

Zahl der Schwangerschaften einschließlich Fehlgeburten

Jetzt:	nein	ja
Letzte Periode T T M M J J Gravidität	☐	☐
Path. gynäkologische Blutungen z.B. zwischen den normalen Regeln, Dauer- oder Schmierblutung im Klimakterium, in der Postmenopause, bei Verkehr, blutig-bräunlicher Ausfluss	☐	☐
Sonstiger Ausfluss	☐	☐
IUP	☐	☐
Ovulationshemmer	☐	☐
Sonstige Hormon-Anwendung	☐	☐

Welche? ______

Warum? ______

Befund	nein	ja	
Vulva Inspektion auffällig	☐	☐	
Portio und Vagina Spiegeleinstellung auffällig	☐	☐	
Inneres Genitale Gyn. Tastbefund auffällig	☐	☐	
Inguinale Lymphknoten auffällig	☐	☐	
Bish. unbek. behandlungsbed. Nebenbefunde	☐	☐	
Haut Wachstum, Verfärbung oder Blutung eines Pigmentfleckens oder Knotens	☐	☐	Zusätzl. ab dem Alter von 30 Jahren
Mamma Inspektions-/Tastbefund auffällig	☐	☐	
Axilläre Lymphknoten auffällig	☐	☐	
Rektum / Kolon Abgang von Blut oder Schleim mit dem Stuhl	☐	☐	Zusätzl. ab dem Alter von 50 Jahren
Neu aufgetr. Unregelmäßigkeiten im Stuhlgang	☐	☐	
Tastbefund auffällig	☐	☐	
Stuhltest zurückgegeben	☐	☐	
Stuhltest positiv	☐	☐	

Ausfertigung für den untersuchenden Arzt

Zytologischer Befund

☐ **Zellmaterial nicht verwertbar**

Endozervikale Zellen

☐ vorhanden ☐ nicht vorhanden

Proliferationsgrad ______

☐ Döderleinflora ☐ Mischflora ☐ Kokkenflora

☐ Trichomonaden ☐ Candida ☐ Gardnerella

Gruppe ______

Bemerkungen ______

Empfehlung ☐ zytologische Kontrolle

☐ nach Entzündungsbehandlung

☐ nach Östrogenbehandlung

☐ nach ______

☐ histologische Klärung

Vertragsarztstempel / Unterschrift des zytologisch tätigen Arztes

Gyn. Diagnose ______

RR

Bei Werten über 140/90 bitte 2. Messung eintragen

/ /

Verbindliches Muster

Vertragsarztstempel / Unterschrift des Arztes

Muster 39b (1.2015)

Aufgaben

1. Beschreiben Sie den Aufbau der Vordrucke zu den Krebsfrüherkennungsuntersuchungen, indem Sie die Schemata ergänzen.

Krebsfrüherkennung – Frauen (Muster 39 a–d)

Aufbau

Der Vordruck besteht aus ____________

Muster __________	Muster ______________	Muster __________
=	=	=
____________________	____________________	____________________
____________________	____________________	____________________
____________________	____________________	____________________
Dieser Teil wird nur benötigt, wenn der untersuchende Arzt die zytologische Untersuchung nicht selbst durchführt (GOP 01733 EBM).	Dieser Teil wird für fünf Jahre in der Praxis aufbewahrt (GOP 01730 EBM). Wird die zytologische Untersuchung in der Praxis durchgeführt, rechnet der untersuchende Arzt zusätzlich die GOP 01733 EBM ab.	Dieser Teil verbleibt beim Zytologen (s. auch Muster 39a).

Führt der untersuchende Arzt die zytologische Untersuchung nicht selbst durch, schickt er im Anschluss an die Untersuchung den kompletten Vordruck mit dem Abstrichmaterial an einen Zytologen. Dieser notiert seine Untersuchungsergebnisse im Durchschreibverfahren auf Muster 39 a–d. Abschließend schickt er Teil a und b an den Arzt zurück.

Krebsfrüherkennung – Männer (Muster 40)

Aufbau

Der Vordruck besteht aus ____________

Muster ____________

=

____

Dieser Teil wird für ____________________ in der Praxis aufbewahrt.

2. Welche vorbereitenden Maßnahmen können Sie vor einer Krebsfrüherkennungsuntersuchung durchführen?

____

____

____

____

3. Ab welchem Alter haben Patienten einen Anspruch auf eine Krebsfrüherkennungsuntersuchung und wie oft kann diese Untersuchung durchgeführt werden? Beantworten Sie die Fragen mithilfe der folgenden Übersicht.

Übersicht: Krebsfrüherkennungsuntersuchungen

Maßnahme	ab dem Alter von [...] Jahren	Häufigkeit (§ 25 SGB V)
Beratung (...) zur Umsetzung der Regelungen (...) für schwerwiegend chronisch Erkrankte (...) zu Früherkennungsuntersuchungen für nach dem 1. April 1987 geborene Frauen	20 bis maximal 22	einmalig
Krebsfrüherkennung Frau zusätzlich Untersuchung der Brust zusätzlich digitale Untersuchung	20 30 45	einmal jährlich (= jedes Kalenderjahr)
Krebsfrüherkennung Mann	45	
Beratung zur Darmkrebsfrüherkennung Frau und Mann	55	einmalig
Stuhluntersuchung Frau und Mann	50 (bis zum Alter von 55 Jahren)	einmal jährlich
	56	jedes zweite Jahr (wenn keine Koloskopie erfolgt)
Früherkennungsuntersuchung auf Hautkrebs Frau und Mann	ab 35 Jahren	jedes zweite Kalenderjahr

4. Viele Patienten nehmen die Krebsfrüherkennungsuntersuchungen nicht in Anspruch. Auch der Patient Harald Gärtner hat noch nie an einer Krebsfrüherkennungsuntersuchung teilgenommen, obwohl er schon seit vier Jahren Anspruch darauf hat. Herr Gärtner lehnt diese Untersuchung mit der Begründung ab, sein Arbeitskollege habe immer regelmäßig an der „Krebsvorsorge" teilgenommen und trotzdem Darmkrebs bekommen. Wie können Sie Herrn Gärtner überzeugen, an einer Krebsfrüherkennungsuntersuchung teilzunehmen? Lesen Sie dazu den Auszug aus den „Krebsfrüherkennungs-Richtlinien" und formulieren Sie Ihre Argumente in wörtlicher Rede.

„Krebsfrüherkennungs-Richtlinien"[1]

Allgemeines

Sie sollen mögliche Gefahren für die Gesundheit der Anspruchsberechtigten dadurch abwenden, dass aufgefundene Verdachtsfälle eingehend diagnostiziert und erforderlichenfalls rechtzeitig behandelt werden können.

„Herr Gärtner, ...

____

____

____

____

____

____

[1] *Richtlinien des Bundesausschusses der Ärzte und Krankenkassen über die Früherkennung von Krebserkrankungen i. d. Fassung vom 18. Juni 2009, zuletzt geändert am 21.04.2016, in Kraft getreten am 01.01.2017*

2.16.4 Gesundheitsuntersuchung (Muster 30)

Fallbeispiel

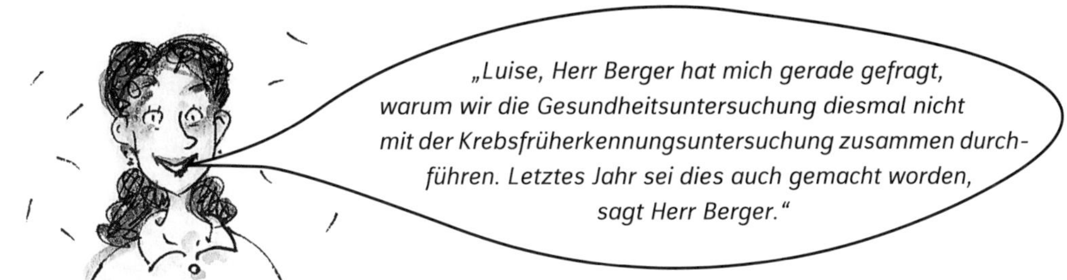

Bevor Luise antworten kann, wird sie zu Dr. Virus ins Behandlungszimmer gerufen.

Aufgaben

1. Erklären Sie Herrn Berger, warum die Gesundheitsuntersuchung diesmal nicht mit der Krebsfrüherkennungsuntersuchung zusammen durchgeführt werden kann. Formulieren Sie Ihre Antwort in wörtlicher Rede.

___

___

___

___

2. Wer hat wie oft Anspruch auf eine Gesundheitsuntersuchung und warum wird diese Untersuchung durchgeführt? Beantworten Sie diese Fragen, indem Sie die Anspruchsberechtigten und das Ziel dieser Untersuchung im Auszug aus den „Gesundheitsuntersuchungs-Richtlinien" unterstreichen.

„Gesundheitsuntersuchungs-Richtlinien"[1]

Allgemeines

1. Die nach diesen Richtlinien durchzuführenden ärztlichen Maßnahmen bei Frauen und Männern vom 36. Lebensjahr an dienen der Früherkennung solcher häufig auftretenden Krankheiten, die wirksam behandelt werden können und deren Vor- oder Frühstadium durch diagnostische Maßnahmen erfassbar ist.
2. Die durchzuführenden ärztlichen Maßnahmen sollen sich insbesondere auf die Früherkennung von Herz-Kreislauf-Erkrankungen und Nierenerkrankungen sowie des Diabetes mellitus erstrecken. Sie sollen zur Früherkennung der betreffenden Krankheiten die jeweils relevanten Risikofaktoren einbeziehen.
3. Die ärztlichen Maßnahmen sollen mögliche Gefahren für die Gesundheit der Anspruchsberechtigten dadurch abwenden, dass aufgefundene Verdachtsfälle eingehend diagnostiziert, erkannte Krankheiten rechtzeitig einer Behandlung zugeführt und Änderungen gesundheitsschädigender Verhaltensweisen bewirkt werden.
4. [...]
5. [...]
6. Die Gesundheitsuntersuchungen zur Früherkennung von Krankheiten sollen – soweit möglich – im Zusammenhang mit einer Untersuchung zur Früherkennung von Krebserkrankungen angeboten werden.
7. Die Versicherten haben jedes zweite Jahr Anspruch auf eine ärztliche Gesundheitsuntersuchung. Eine erneute Gesundheitsuntersuchung ist daher jeweils erst nach Ablauf des auf die vorangegangene Gesundheitsuntersuchung folgenden Kalenderjahres möglich.

3. Welche Vorgaben legen die Richtlinien bei der Aufzeichnung und Dokumentation der Gesundheitsuntersuchungen fest? Beantworten Sie diese Frage, indem Sie die Vorgaben im folgenden Auszug aus den Richtlinien unterstreichen.

Dokumentation und Auswertung

1. Die Ergebnisse der Anamnese und der Untersuchungen werden ebenso wie die aufgrund der Gesundheitsuntersuchung veranlassten oder empfohlenen Maßnahmen auf einem Berichtsvordruck dokumentiert; dabei ist auf Vollständigkeit der Eintragungen zu achten.

[...]

[1] *Richtlinien des Bundesausschusses der Ärzte und Krankenkassen über die Gesundheitsuntersuchung zur Früherkennung von Krankheiten („Gesundheitsuntersuchungs-Richtlinien") i. d. Fassung vom 24. August 1989, zuletzt geändert am 21.07.2016, in Kraft getreten am 01.01.2017*

Berichtsvordruck Gesundheitsuntersuchung 30

Verbleib beim Vertragsarzt

Krankenkasse

AOK ☒ BKK ☒ IKK ☒
Landwirtsch. Krankenkasse ☒ Knappschaft ☒
vdek ☒

Alter

unter 35 ☒	50–54 ☒	70–74 ☒
35–39 ☒	55–59 ☒	75–79 ☒
40–44 ☒	60–64 ☒	80 u. älter ☒
45–49 ☒	65–69 ☒	

Geschlecht

weiblich ☒ männlich ☒

Es wird gleichzeitig eine Krebsfrüherkennungs-untersuchung durchgeführt? ja ☒

Anamnese

Es wurde bereits eine Gesundheitsuntersuchung nach den Richtlinien durchgeführt? ja ☒

Vorbestehende Krankheiten

	in der Eigen-anamnese	in der Familien-anamnese
Hypertonie	☒	☒
koronare Herzkrankheit	☒	☒
sonst. arter. Verschlußkrankheit	☒	☒
Diabetes mellitus	☒	☒
Hyperlipidämie	☒	☒
Nierenkrankheiten	☒	☒
Lungenerkrankung	☒	☒

Persönliche Risikofaktoren

Nikotinabusus ☒ Adipositas ☒
dauerhafte emotionale Belastungsfaktoren ☒ Alkoholabusus ☒
Bewegungsmangel ☒

Befunde

krankhafte Veränderungen (ohne interkurrente Befunde)

Brustkorb (Inspektion) ☒	Bewegungs-apparat ☒
Herzauskultation ☒	Haut ☒
Lungenauskultation ☒	Sinnesorgane ☒
Abdomenpalpation (einschl. Nierenlager) ☒	Nervensystem ☒
Fußpulse ☒	Psyche ☒
Karotisauskultation ☒	

Blutdruck

bis 140/90 mmHg ☒	bis 180/105 mmHg ☒
bis 160/95 mmHg ☒	über 180/105 mmHg ☒

Der relativ höhere Wert (systolisch oder diastolisch) bestimmt die Klassenzugehörigkeit (z.B.: 150/100 mmHg= bis 180/105 mmHg). Bei Werten über 140/90 mmHg ist eine zweite Messung durchzuführen und der Mittelwert aus beiden Messungen für die Klassenzuordnung zugrunde zu legen.

Labor

Blut

Gesamtcholesterin:
bis 200 mg/dl ☒
201 bis 220 mg/dl ☒
221 bis 250 mg/dl ☒
251 bis 300 mg/dl ☒
über 300 mg/dl ☒

Bestimmung des HDL/LDL-Cholesterins veranlaßt? ja ☒

Glukosewert auffällig? ja ☒

Harn

Eiweiß positiv ☒ Ery/Hb positiv ☒ Leukozyten positiv ☒
Glukose positiv ☒ Nitrit positiv ☒

Neue Diagnose / Verdachtsdiagnose

(ohne interkurrente Erkrankungen)

	neu gestellte Diagnose	davon behandlungs-bedürftig	Abklärungs-diagnostik bei Verdacht auf bisher unbekannte Erkrankung eingeleitet
Hypertonie	☒	☒	☒
koronare Herzkrankheit	☒	☒	☒
arterielle Ver-schlußkrankheit	☒	☒	☒
Diabetes mellitus	☒	☒	☒
Hyperlipidämie	☒	☒	☒
Nieren-erkrankung	☒	☒	☒
Lungen-erkrankung	☒	☒	☒
orthopädische Erkrankung	☒	☒	☒
Haut-erkrankung	☒	☒	☒
Erkrankung des Nervensystems	☒	☒	☒
Erkrankung der Psyche	☒	☒	☒
andere Krankheiten	☒	☒	☒

Folgende Maßnahmen wurden veranlaßt

Ernährungs-umstellg./Diätber. ☒	neu verordnete medikamentöse Therapie ☒
Nikotin-entwöhnung ☒	sonstiges ☒
Bewegungs-training ☒	keine speziellen Maßnahmen ☒
Entspannungs-techniken ☒	

Verbindliches Muster

Name

Freigabe 10.11.2008

Geburtsdatum

Muster 30 (1.2009)

4. Welche vorbereitenden Maßnahmen können Sie im Rahmen der Gesundheitsuntersuchung durchführen?

2.17 Aufbewahrungsfristen

Fallbeispiel

Hanna und Luise räumen die Anmeldung auf. Dabei stoßen sie auf viele Ordner und volle Schubladen.

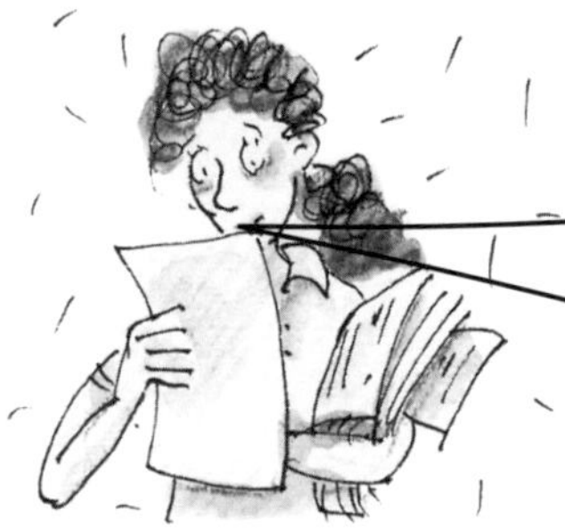
„Himmel, müssen wir das alles aufbewahren? Irgendwann werden wir keinen Platz mehr haben, wenn wir weiterhin so viele Unterlagen sammeln!“

Aufgabe

Helfen Sie den beiden Medizinischen Fachangestellten, indem Sie die Übersicht ergänzen, welche die Aufbewahrungsfristen der patientengebundenen Praxisdokumentation aufzeigt.

Aufbewahrungsfrist	Vordruck
30 Jahre (nach Behandlungsabschluss)	►
20 Jahre (nach Behandlungsabschluss)	► Unterlagen bei stationärer Versorgung im Rahmen des berufsgenossenschaftlichen Verletzungsverfahrens
15 Jahre (nach Behandlungsabschluss)	► Unterlagen über das berufsgenossenschaftliche Durchgangsarztverfahren einschließlich Röntgenuntersuchung
10 Jahre (nach Behandlungsabschluss)	► ► ► ► ► ►
5 Jahre	► ergänzende Befunde bei Auftragsleistungen, z. B. Laborarzt, der keine Behandlung durchführt ► Ergebnisse der Richtigkeitskontrollen für die interne Qualitätssicherung von Laboratoriumsuntersuchungen ►
3 Jahre	►
1 Jahr	► ► ►

2.18 Prüfungswissen: Vordruckvereinbarungen und Vordrucke

	Punkte
Aufgabe 1: (1 Punkt) Nennen Sie die Bezugsquelle, über die – von zwei Ausnahmen abgesehen – die Praxisformulare bezogen werden.	
Aufgabe 2: (4 Punkte) Nennen Sie die beiden Praxisformulare, die nicht von der KV bezogen werden, und geben Sie für diese Formulare die Bezugsquelle an.	
Aufgabe 3: (1 Punkt) Wer trägt die Herstellungskosten für die Formulare der vertragsärztlichen Versorgung? ❑ Krankenkassen ❑ Ärztekammer ❑ Arzt ❑ Kassenärztliche Vereinigung ❑ Bundesgesundheitsministerium	
Aufgabe 4: (3 Punkte) Nennen Sie drei Scheinarten, mit denen Sie über die KV abrechnen können.	
Aufgabe 5: (1 Punkt) Für Blankoformulare der vertragsärztlichen Versorgung gilt: ❑ Dürfen nie vom Arzt unterschrieben werden. ❑ Dürfen nur vom Arzt unterschrieben werden, wenn eine Medizinische Fachangestellte sie in Verwahrung nimmt. ❑ Müssen vom Arzt unterschrieben immer vorrätig sein. ❑ Müssen z. B. für eine Urlaubsvertretung unterschrieben vorrätig sein. ❑ Nur Arzneiverordnungsblätter dürfen vom Arzt unterschrieben werden.	
Aufgabe 6: (2 Punkte) Wie erkennt man, ob das Ausfüllen eines Formulars vergütet wird?	
Summe	

Übertrag	
Aufgabe 7: (3 Punkte) Nennen Sie drei Situationen, in denen das Ersatzverfahren Anwendung findet. ❏ ❏ ❏	
Aufgabe 8: (1 Punkt) Nennen Sie einen Ausnahmefall, in dem eine Überweisung an einen Arzt mit derselben Gebietsbezeichnung zulässig ist.	
Aufgabe 9: (2 Punkte) Wann wird die Vertragsarztnummer des Erstveranlassers in den Überweisungs-/Abrechnungsschein für Laboratoriumsuntersuchungen als Auftragsleistungen (Muster 10) eingetragen?	
Aufgabe 10: (3 Punkte) Wann dürfen Abrechnungsscheine (Muster 5), Überweisungsscheine (Muster 6) und Notfall-/Vertretungsscheine (Muster 19) nicht verwendet werden?	
Aufgabe 11: (2 Punkte) Nennen Sie einen Grund, warum der Überweisungsschein (Muster 6) auch nach Einführung der elektronischen Gesundheitskarte weiterhin ausgefüllt werden muss.	
Aufgabe 12: (2 Punkte) Nennen Sie zwei Arztgruppen, die nur auf Überweisung in Anspruch genommen werden dürfen.	
Aufgabe 13: (1 Punkt) Welchen Begriff verwendet man für einen Arzt, der in seiner eigenen Praxis Kassenpatienten behandeln darf? ❏ Amtsarzt ❏ Privatarzt ❏ Vertragsarzt ❏ Werksarzt	
Summe	

Übertrag	
Aufgabe 14: (1 Punkt) Welche der folgenden Leistungen gehört zur Gruppe der präventiven Leistungen? ❑ Darmoperation ❑ Diabetikerberatung ❑ Gesundheitsuntersuchung ❑ Gipsverband des Zeigefingers ❑ Injektion	
Aufgabe 15: (3 Punkte) Erklären Sie, was man unter „Heilmitteln" versteht, und nennen Sie ein Beispiel.	
Aufgabe 16: (2 Punkte) Welche der folgenden Aussagen zu „Überweisungen" sind richtig? ❑ dürfen auch an Zahnärzte ausgestellt werden ❑ dürfen nur ausgestellt werden, wenn ein gültiger Behandlungsausweis vorliegt ❑ dürfen nur vom Patienten persönlich in Empfang genommen werden ❑ können auch formlos auf einem Praxisbriefbogen erfolgen ❑ Diagnosen müssen immer mit dem ICD-10-GM-Code verschlüsselt werden	
Aufgabe 17: (1 Punkt) Wie viele Arzneimittel dürfen auf einem Arzneiverordnungsblatt verordnet werden? ❑ max. ein Arzneimittel ❑ max. zwei Arzneimittel ❑ max. drei Arzneimittel ❑ max. fünf Arzneimittel ❑ unbegrenzt viele Arzneimittel	
Aufgabe 18: (4 Punkte) Nennen Sie zwei Aufgaben der KV, die unter den Gewährleistungsauftrag fallen. ❑ ❑	
Aufgabe 19: (3 Punkte) Wie lange ist der Notfall-/Vertretungsschein gültig?	
Aufgabe 20: (4 Punkte) Begründen Sie, warum der Auftrag auf der Laborüberweisung (Muster 10) so exakt wie möglich vom überweisenden Arzt formuliert werden sollte.	
Summe	

Übertrag	

Aufgabe 21: (4 Punkte)

Nennen Sie für folgende Krankenkassen die gültige Abkürzung (a) und die Kassenart (b).

1: Deutsche Angestelltenkrankenkasse
(a):
(b):
2: Landwirtschaftliche Krankenkasse
(a):
(b):
3: Techniker Krankenkasse
(a):
(b):
4: Allgemeine Ortskrankenkasse
(a):
(b):

Aufgabe 22: (2 Punkte)

Wie belegt ein Patient der GKV seinen Anspruch auf vertragsärztliche Behandlung?

Aufgabe 23: (2 Punkte)

Welche Daten sind im Speicherchip der elektronischen Gesundheitskarte enthalten, aber auf der eGK nicht lesbar? Machen Sie zwei Angaben.

Aufgabe 24: (2 Punkte)

Wer darf Eintragungen auf der elektronischen Gesundheitskarte ändern?

Aufgabe 25: (2 Punkte)

Nach Erhalt einer Heilmittelverordnung müssen Patienten innerhalb einer bestimmten Frist die Therapie begonnen haben. Geben Sie an, nach wie vielen Tagen die verordnete Ergotherapie spätestens begonnen werden muss.

Aufgabe 26: (1 Punkt)

Um wie viele Tage darf in Ausnahmefällen eine AU-Bescheinigung (Muster 1) zurückdatiert werden?

- ❑ zwei Tage
- ❑ drei Tage
- ❑ eine Woche
- ❑ gar nicht, es gibt keine Ausnahme

Summe	

Übertrag	
Aufgabe 27: (1 Punkt) In welchem Fall ist das Feld „sonstiger Unfall, Unfallfolgen“ auf einer AU-Bescheinigung (Muster 1) anzukreuzen? ❑ Arbeitsunfall ❑ Berufskrankheit ❑ Schulunfall eines Berufsschülers ❑ Freizeitunfall	
Aufgabe 28: (2 Punkte) Was wird auf der AU-Bescheinigung (Muster 1) als voraussichtliches Ende der Arbeitsunfähigkeit eingetragen, wenn eine Krankenhauseinweisung erfolgt?	
Aufgabe 29: (3 Punkte) Nennen Sie drei Patientengruppen bzw. Verordnungen, bei denen Sie das Feld „Gebühr frei“ auf dem Arzneiverordnungsblatt (Muster 16) ankreuzen müssen (GKV).	
Aufgabe 30: (4 Punkte) Wann müssen Sie das Feld „noctu“ auf dem Arzneiverordnungsblatt (Muster 16) ankreuzen, und welche Konsequenz hat es für einen Patienten, wenn Sie das Feld angekreuzt haben?	
Aufgabe 31: (4 Punkte) Was bedeutet es, wenn das Feld „aut idem“ auf dem Arzneiverordnungsblatt angekreuzt ist?	
Aufgabe 32: (1 Punkt) Innerhalb welcher Frist müssen BtM-Rezepte in der Apotheke eingelöst werden?	
Aufgabe 33: (1 Punkt) Bei gleichzeitiger Verordnung von Arznei- und Hilfsmitteln gilt immer: ❑ erst das Arznei-, dann das Hilfsmittel aufschreiben ❑ erst das Hilfs-, dann das Arzneimittel aufschreiben ❑ gleichzeitige Verordnung ist nicht möglich, müssen an zwei unterschiedlichen Tagen verordnet werden ❑ Rückfrage bei der zuständigen Krankenkasse erforderlich ❑ zwei Arzneiverordnungsblätter verwenden	
Summe	

Übertrag	

Aufgabe 34: (2 Punkte)
Bei der Verordnung von Heilmitteln unterscheidet man vorrangige, optionale und ergänzende Heilmittel. Erklären Sie, was unter einem „vorrangigen Heilmittel“ zu verstehen ist.

Aufgabe 35: (2 Punkte)
Wann muss das Feld „Behandlungsbeginn spätestens am“ auf der Heilmittelverordnung ausgefüllt werden?

Aufgabe 36: (2 Punkte)
Wie verhalten Sie sich, wenn die Ehefrau eines Patienten, der in ein Krankenhaus aufgenommen worden ist, um Ausstellung einer Arzneiverordnung bittet? Begründen Sie Ihre Entscheidung.

Aufgabe 37: (1 Punkt)
Welche Aussage im Zusammenhang mit dem Überweisungs-/Abrechnungsschein für Laboratoriumsuntersuchungen als Auftragsleistung (Muster 10) ist richtig?

- ❑ Die Felder „ggf. Kennziffer“ müssen ausgefüllt werden, wenn es sich um bestimmte Ausnahmefälle handelt, z. B. manifester Diabetes, damit die Laborleistungen in das Budget des veranlassenden Arztes einfließen.
- ❑ Die Felder „ggf. Kennziffer“ müssen ausgefüllt werden, wenn es sich um bestimmte Ausnahmefälle handelt, z. B. manifester Diabetes, damit die Laborleistungen nicht in das Budget des veranlassenden Arztes einfließen.
- ❑ Die Felder „ggf. Kennziffer“ müssen nur ausgefüllt werden, wenn Laborparameter durch die Laborgemeinschaft erbracht werden.
- ❑ Keine der o. g. Angaben ist richtig.

Aufgabe 38: (3 Punkte)
In welchen Fällen werden vertragsärztliche Leistungen über den Notfall-/Vertretungsschein (Muster 19 a – c) abgerechnet?

Aufgabe 39: (1 Punkt)
Zu wessen Lasten erfolgt die Erstbeschaffung von Sprechstundenbedarf?

- ❑ Barmer-GEK
- ❑ AOK
- ❑ Bundesgesundheitsministerium
- ❑ Arzt
- ❑ GKV
- ❑ PKV

Summe	

Übertrag	

Aufgabe 40: (1 Punkt)
Mit welchem Vordruck werden Betäubungsmittel als Sprechstundenbedarf bezogen?

❑ Betäubungsmittelrezept
❑ Arzneiverordnungsblatt (Muster 16)
❑ DIN-A4-Blatt mit Praxisstempel
❑ Privatrezept

Aufgabe 41: (2 Punkte)
Welche Positionen der folgenden Aufzählung gelten als Sprechstundenbedarf?

❑ Holzspatel/-stäbchen
❑ Hämoccult-Testbriefchen
❑ Combur-Test (Glukose, Eiweiß, pH-Wert)
❑ Natriumcitricum (für BKS)
❑ Flächendesinfektionsmittel
❑ Einmalhandschuhe

Aufgabe 42: (4 Punkte)
Eine neue Patientin kommt humpelnd in die Praxis. Sie gibt an, bei ihrem Umzug nach Musterstadt über eine Leiter gefallen zu sein. Sie könne im Moment, da alle Unterlagen noch in den Kartons seien, ihre eGK nicht finden, würde diese aber in den nächsten Tagen nachreichen. Der Arzt behandelt die Patientin.
Nach der Behandlung bittet die Patientin Sie, eine Überweisung zum Gynäkologen auszustellen, da sie zur Krebsfrüherkennungsuntersuchung müsse.
Was sagen Sie der Patientin?

Aufgabe 43: (1 Punkt)
Geben Sie den Auftrag und den Leistungsbereich an.
Ein Arzt überweist einen Patienten an einen Internisten mit der Bitte, die unklaren Oberbauchbeschwerden abzuklären.

Aufgabe 44: (2 Punkte)
In welchem Fall ist das Feld „Wartezeit" auf der Verordnung einer Krankenbeförderung anzukreuzen?

Aufgabe 45: (1 Punkt)
Nennen Sie eine Früherkennungsuntersuchung für Jugendliche, die Bestandteil der vertragsärztlichen Versorgung ist.

Summe	

Übertrag	
Aufgabe 46: (2 Punkte) Ab wann und wie oft hat ein Patient Anspruch auf eine Gesundheitsuntersuchung?	
Aufgabe 47: (2 Punkte) Wie lange müssen Sie die Durchschriften der AU-Bescheinigung und die Dokumentationsbögen der Krebsfrüherkennungsuntersuchungen in der Praxis aufbewahren?	
Aufgabe 48: (2 Punkt) Nennen Sie zwei Einzelleistungen, die im Rahmen „Behandlungspflege" bei einer Verordnung häuslicher Krankenpflege verordnet werden können.	
Gesamtsumme	

Programmierte Prüfungsaufgaben

	Nummer
Aufgabe 1: Was ist ein Vertragsarzt? 1. Leitender Arzt eines Gesundheitsamtes 2. Arzt, der nur Privatpatienten behandelt 3. Leitender Arzt beim Versorgungsamt 4. Von der KV zugelassener Arzt 5. Ein Betriebsarzt	
Aufgabe 2: Welche Aussage zu den Verträgen der vertragsärztlichen Versorgung ist richtig? 1. Bei dem BMV-Ä handelt es sich um einen Vertrag der vertragsärztlichen Versorgung, der auf Landesebene zwischen der KBV und den Landesverbänden der Krankenkassen geschlossen werden. 2. Bei dem BMV-Ä handelt es sich um einen Vertrag der ärztlichen Versorgung, der auf Bundesebene zwischen der KBV und den Bundesverbänden der Krankenkassen geschlossen werden. 3. Bei dem BMV-Ä handelt es sich um einen Vertrag der vertragsärztlichen Versorgung, der auf Bundesebene zwischen der KBV und den Bundesverbänden der Krankenkassen geschlossen werden. 4. Bei dem BMV-Ä handelt es sich um einen Vertrag der ärztlichen Versorgung, der auf Landesebene zwischen der KV und den Landesverbänden der Krankenkassen geschlossen werden. 5. Bei dem BMV-Ä handelt es sich um einen Vertrag der vertragsärztlichen Versorgung, der auf Bundesebene zwischen der KV und den Bundesverbänden der Krankenkassen geschlossen werden.	
Aufgabe 3: Der BMV-Ä beinhaltet unter anderem ... A. die Höhe der Gesamtvergütung. B. den Inhalt und Umfang der vertragsärztlichen Leistungen. C. den Inhalt und Umfang der privatärztlichen Leistungen. D. den Inhalt und Umfang der vertragsärztlichen und privatärztlichen Leistungen. E. die Vordruckvereinbarungen. 1. A + B + E 2. A + C + E 3. A + D + E 4. A + B 5. B + E 6. nur B	
Aufgabe 4: Welche Aussagen zur Kassenärztlichen Bundesvereinigung sind richtig? A. Sie schließt die Verträge mit den Landesverbänden der GKV. B. Sie schließt die Gesamtverträge mit der GKV. C. Sie vertritt die Belange der Vertragsärzte bei Gesetzgebungsverfahren gegenüber der Bundesregierung. D. Sie schließt Verträge mit den Bundesverbänden der GKV und den Sonstigen Kostenträgern. E. Die Kassenärztlichen Vereinigungen der Länder sind Mitglied der Kassenärztlichen Bundesvereinigung. 1. A + B 2. A + C + D 3. B + D 4. C + D + E 5. C + E	
Aufgabe 5: Welche Aussage zur KV ist richtig? 1. Alle Ärzte sind Pflichtmitglieder. 2. In jedem Bundesland gibt es zwei KVen. 3. Alle zugelassenen Ärzte sind Pflichtmitglieder. 4. Die KVen überwachen die Ausbildung der MFA.	
Aufgabe 6: Welche Aufgaben gehören zum Sicherstellungsauftrag der KVen? A. Die Überwachung der Quartalsabrechnung der Ärzte. B. Das Auszahlen von Förderungsgeldern für das Bereitstellen von Ausbildungsplätzen für die MFA. C. Organisation des ärztlichen Notfalldienstes. D. Mitarbeit bei den Gebührenordnungen. E. Die Überwachung der Ausbildung der MFA. F. Zulassung und Ermächtigungswesen. 1. A + C + F 2. B + E 3. C 4. C + D + F 5. A + B	

Aufgabe 7:
Die TK ist eine ...
1. Ersatzkasse.
2. Primärkasse.
3. Krankenkasse der GKV, die nur von Versicherten mit einem Bruttogehalt von 3 500,00 € gewählt werden kann.
4. Keine Aussage ist richtig.

Aufgabe 8:
Zu den vertragsärztlichen Leistungen gehören ...
A. ärztliche Heilbehandlung.
B. Gutachten für die PKV.
C. IGeL.
D. Früherkennung von Krankheiten.
E. Betreuung bei Schwangerschaft und im Mutterschutz.

1. A + D + E 2. A + B + D 3. A + B + C 4. A + C + E 5. A bis E

Aufgabe 9:
Zu den vertragsärztlichen Leistungen gehören ...
1. ausschließlich kurative Leistungen.
2. ausschließlich präventive Leistungen.
3. kurative und präventive Leistungen.
4. Keine Aussage ist richtig, da weder kurative noch präventive Leistungen zu den vertragsärztlichen Leistungen gehören.

Aufgabe 10:
Die LANR ...
A. ist die Arztnummer, die jeder Vertragsarzt für die Dauer seiner Tätigkeit in seiner Betriebsstätte erhält.
B. ist die Arztnummer, die jeder Vertragsarzt lebenslang erhält.
C. ist die Arztnummer, mit der jeder Vertragsarzt seine Leistungen, Verordnungen und Dokumentationen (z. B. DMP) kennzeichnen muss.
D. ist die Arztnummer, mit der jeder Vertragsarzt ausschließlich seine Verordnungen kennzeichnen muss.

1. A + C 2. A + D 3. B + C 4. A + B 5. B + D

Aufgabe 11:
Für Formulare der vertragsärztlichen Versorgung gilt:
1. Dürfen nie vom Vertragsarzt unterschrieben werden.
2. Dürfen nur als Blankoformulare vom Vertragsarzt unterschrieben werden.
3. Dürfen nur vom Vertragsarzt unterschrieben werden.
4. Dürfen auch von einer MFA unterschrieben werden, z. B. wenn der Vertragsarzt im Urlaub ist.

Aufgabe 12:
Welche Aussage zur Verwendung der vertragsärztlichen Vordrucke ist richtig?
1. Sie dürfen nicht für Versicherte der PKV verwendet werden.
2. Sie müssen auch für Versicherte der PKV verwendet werden.
3. Sie dürfen nur dann für Versicherte der PKV verwendet werden, wenn der Versicherte darauf besteht.
4. Nur die Arbeitsunfähigkeitsbescheinigung, die Überweisung und die Krankenhauseinweisung dürfen für Versicherte der PKV verwendet werden.

Aufgabe 13:
Folgende vertragsärztliche Vordrucke dürfen auch verwendet werden, wenn der Kostenträger die gesetzliche Unfallversicherung ist:
1. Arbeitsunfähigkeitsbescheinigungen, Heilmittelverordnungen und Rezepte
2. Arbeitsunfähigkeitsbescheinigungen, Überweisungen, Verordnungen einer Krankenbeförderung
3. Rezepte, Notfallvertreterscheine und Verordnungen einer Krankenbeförderung
4. Heilmittelverordnungen, Einweisungen und Rezepte
5. Arbeitsunfähigkeitsbescheinigungen, Rezepte, Verordnung einer Krankenbeförderung

6. Keine Auflistung ist richtig, da vertragsärztliche Vordrucke niemals verwendet werden dürfen, wenn der Kostenträger die gesetzliche Unfallversicherung ist.
7. Keine Auflistung ist richtig, da alle Vordrucke der vertragsärztlichen Versorgung verwendet werden dürfen, wenn der Kostenträger die gesetzliche Unfallversicherung ist.

Aufgabe 14:
Der GKV-Patient Knut Knoll soll eine Arbeitsunfähigkeitsbescheinigung (Muster 1) erhalten. An der Anmeldung sind keine AU-Bescheinigungen (Muster 1) mehr vorrätig. Ins Archiv zu laufen, um neue Vordrucke zu holen, erscheint Ihrer Kollegin jetzt zu zeitaufwendig. Sie druckt deshalb die Bescheinigung auf einem Briefbogen der Praxis aus.
Welche Aussage zum Vorgehen Ihrer Kollegin ist richtig?
1. Das Vorgehen ist richtig, da Herr Knoll ein Versicherter der PKV ist und keine AU nach Muster 1 bekommt.
2. Das Vorgehen ist richtig, da Herr Knoll ein Versicherter der GKV ist und die AU nach Muster 1 auch formlos bescheinigt werden darf.
3. Das Vorgehen ist falsch, da Herr Knoll ein Versicherter der PKV ist und eine AU nach Muster 1 benötigt.
4. Das Vorgehen ist falsch, da Herr Knoll ein Versicherter der GKV ist und eine AU nach Muster 1 benötigt.

Aufgabe 15:
Die Vordrucke der vertragsärztlichen Versorgung werden ...
1. mit den Unterlagen der Quartalsabrechnung über ein Bestellformular von der Ärztekammer bezogen.
2. mit den Unterlagen der Quartalsabrechnung über ein Bestellformular von der KV bezogen.
3. mit den Unterlagen der Quartalsabrechnung über ein Bestellformular von den Krankenkassen bezogen.
4. bei Bedarf schriftlich beim Paul Albrechts Verlag in 22952 Lütjensee angefordert.
5. bei Bedarf schriftlich beim Bundesinstitut für Arzneimittel und Medizinprodukte in Bonn angefordert.

Aufgabe 16:
Die Kosten für die Vordrucke der vertragsärztlichen Versorgung ...
1. übernimmt die Kassenärztliche Bundesvereinigung.
2. übernimmt die Ärztekammer.
3. muss der Vertragsarzt übernehmen.
4. übernehmen die Träger der GKV.
5. übernehmen die Träger der PKV.
6. übernimmt das Bundesministerium für Gesundheit.

Aufgabe 17:
Das Feld „Unfall/Unfallfolgen“ wird auf den entsprechenden Vordrucken angekreuzt, wenn ...
A. ein Kassenpatient auf dem Weg zur Arbeit einen Unfall hat.
B. ein Kassenpatient am Arbeitsplatz einen Arbeitsunfall erleidet.
C. ein Kassenpatient auf dem Weg zu einer Familienfeier einen Verkehrsunfall hat.
D. ein Kassenpatient im Kino von einem herunterfallenden Leuchter getroffen wird.
E. ausschließlich Privatpatienten einen Unfall haben.

1. A + B 2. C + D 3. E 4. A bis D 5. A bis E

Aufgabe 18:
Bei einem 10-jährigen DAK-Patienten wird der Versichertenstatus mit einer 5 angegeben. Dies ist ...
1. mit Sicherheit ein Fehler der Krankenkasse, da ein 10-jähriger Patient niemals ein Rentner ist.
2. kein Fehler der Krankenkasse, wenn der 10-jährige Patient Halbwaise oder Waise ist.
3. Keine Aussage ist richtig, da die Zahl 5 beim Versichertenstatus für das Familienmitglied steht.

Aufgabe 19:
Die Gültigkeit einer eGK ...
1. kann man nur erkennen, wenn diese über ein Lesegerät eingelesen wird und der PC ein akustisches Signal gibt.
2. kann man am Gültigkeitsdatum auf der eGK und der Unterschrift des Patienten erkennen.
3. kann man nur am Gültigkeitsdatum erkennen, da nicht alle Patienten ihre eGK unterschrieben haben.
4. kann ausschließlich die zuständige Krankenkasse bestätigen.

Aufgabe 20:
Ein Patient legt Ihnen seine eGK vor. Als Status erscheint die Zahl 1. erscheinen die Zahlen 1 4.
Daran erkennen Sie, ...
A. dass der Patient Rentner ist.
B. dass der Patient familienversichert ist.
C. dass der Patient selbstversichert ist.
D. dass der Patient im DMP Colitis ulcerosa eingetragen ist.
E. dass der Patient nach dem BSHG versichert ist.

1. A + D   2. B + D   3. C + D   4. A + E   5. B + E   6. C + E

Aufgabe 21:
Die Vorlage der eGK ...
1. ist für die Arztpraxis zwingend notwendig, um Patientendaten aufnehmen zu können.
2. stellt für die Arztpraxis eine Arbeitserleichterung bei der Aufnahme der Patientendaten dar.
3. ist bei jedem Arztbesuch erforderlich, wenn die Praxis über EDV abrechnet.
4. ist nur erforderlich, wenn es sich um einen neuen Patienten handelt.

Aufgabe 22:
Sie drucken für den AOK-Patienten Michael Feld mithilfe seiner eGK ein Arzneiverordnungsblatt (Muster 16) aus. Nachdem Sie das Rezept dem Patienten ausgehändigt haben, weist er Sie darauf hin, dass seine Anschrift nicht richtig sei.
Welches Vorgehen ist in diesem Fall richtig?
1. Sie ändern die Anschrift in den Stammdaten im Praxiscomputer und händigen dem Patienten die eGK aus.
2. Sie händigen dem Patienten die eGK aus und erklären ihm, dass er die Anschrift auf der eGK von seiner Krankenkasse ändern lassen müsse. Dann bitten Sie den Patienten, mit der neuen eGK in die Praxis zu kommen, damit Sie die Änderungen in den Stammdaten Ihres Praxiscomputers vornehmen können.
3. Sie ändern die Anschrift in den Stammdaten im Praxiscomputer und händigen dem Patienten die eGK aus. Sie weisen ihn darauf hin, dass er die eGK bei seiner Krankenkasse ändern lassen müsse.
4. Kein Vorgehen ist richtig. Da die Archivierung von Patientendaten über den Namen und das Geburtsdatum des Patienten erfolgt, ist die Anschrift zu vernachlässigen und muss deshalb auch nicht korrigiert werden.

Aufgabe 23:
Welche Mindestangaben müssen Sie im Personalienfeld zwingend machen, wenn Sie im Rahmen des Ersatzverfahrens vertragsärztliche Leistungen abrechnen?
A. Name des Patienten
B. Vollständige Anschrift des Patienten
C. Geburtsdatum des Patienten
D. Versichertenstatus des Patienten
E. Gültigkeitsdatum der eGK
F. Krankenkasse des Patienten
G. Postleitzahl des Wohnortes
H. Versicherungsnummer des Patienten

1. A + C + D + F + G   2. A + B + C + F   3. A + D + E + F   4. A bis H

Aufgabe 24:
Welches Vorgehen bei Nicht-Vorlage der eGK eines Patienten der GKV ist richtig?
1. Verordnungen und Überweisungen werden zulasten der genannten Krankenkasse ausgestellt, wenn es medizinisch notwendig ist und der Patient einen Abrechnungsschein (Muster 5) unterschrieben hat.
2. Verordnungen von Arzneimitteln werden zulasten der genannten Krankenkasse ausgestellt, wenn es medizinisch notwendig ist und der Patient einen Abrechnungsschein (Muster 5) unterschrieben hat. Überweisungen und andere Verordnungen, z. B. von Heilmitteln, werden nie ohne Vorlage einer gültigen eGK ausgestellt.
3. Überweisungen werden zulasten der genannten Krankenkasse ausgestellt, wenn es medizinisch notwendig ist, da der zugezogene Arzt neben der Überweisung auch immer die eGK des Patienten einlesen muss. Verordnungen werden allerdings nie ohne Vorlage einer gültigen eGK ausgestellt, da z. B. der Apotheker kein Lesegerät hat. Der Abrechnungsschein muss in beiden Fällen vom Patienten unterschrieben worden sein.
4. Keine Vorgehensweise ist richtig, da weder Verordnungen noch Überweisungen ohne Vorlage einer gültigen eGK bei Patienten der GKV zulasten der genannten Krankenkasse ausgestellt werden sollten, auch wenn der Abrechnungsschein unterschrieben wurde.

Aufgabe 25: Wann kann ein Kassenpatient sich von den Zuzahlungen von seiner Krankenkasse befreien lassen? 1. Wenn seine Zuzahlungen nachweislich 2 % seines Jahresbruttoeinkommens überschreiten und er chronisch krank ist. 2. Wenn seine Zuzahlungen nachweislich 10 % seines Jahresbruttoeinkommens überschreiten und er chronisch krank ist. 3. Wenn er mindestens 100,00 € im Jahr zahlt. Diese Zahlungen muss er nachweisen. Chronisch krank muss er nicht sein. 4. Wenn seine Zuzahlungen nachweislich 1 % seines Jahresbruttoeinkommens überschreiten und er chronisch krank ist. 5. Keine Aussage ist richtig, da sich ein Kassenpatient nicht von der Zuzahlungspflicht befreien lassen kann.	
Aufgabe 26: Eine Arbeitsunfähigkeitsbescheinigung nach Muster 1 ... 1. muss für alle arbeitsunfähigen Patienten der Praxis ausgestellt werden. 2. muss für arbeitsunfähige Patienten der GKV ausgestellt werden. 3. muss für arbeitsunfähige Patienten der GKV ausgestellt werden, die Anspruch auf Lohnfortzahlung im Krankheitsfall haben. 4. muss für alle arbeitsunfähigen Patienten der PKV ausgestellt werden, die Anspruch auf Lohnfortzahlung im Krankheitsfall haben.	
Aufgabe 27: Der Durchschlag der Arbeitsunfähigkeitsbescheinigung – Muster 1 c – muss ... 1. mindestens ein Jahr in der ausstellenden Praxis aufbewahrt werden. 2. mindestens 10 Jahre in der ausstellenden Praxis aufbewahrt werden. 3. nur dann in der Praxis aufbewahrt werden, wenn es sich um einen Arbeitsunfall handelt. 4. niemals in der ausstellenden Praxis aufbewahrt werden.	
Aufgabe 28: Das Feld „AU bis" wird auf der Überweisung nach Muster 6 ... 1. immer ausgefüllt, wenn der Patient arbeitsunfähig ist. 2. nur dann ausgefüllt, wenn der Patient im Rahmen einer Auftragsleistung überwiesen wird. 3. nur dann ausgefüllt, wenn der Patient im Rahmen einer Mitbehandlung überwiesen wird. 4. nur dann ausgefüllt, wenn der Patient im Rahmen einer Weiterbehandlung überwiesen wird. 5. nur dann ausgefüllt, wenn der Patient zur Behandlung eines Arbeitsunfalls überwiesen wird.	
Aufgabe 29: Kassenpatienten haben Anspruch auf eine Verordnung von Krankenhausbehandlung (Muster 2), ... 1. wenn sie körperliche Beschwerden haben. 2. wenn ihre familiäre Situation eine Betreuung zu Hause nicht möglich macht. 3. wenn die ambulante ärztliche Betreuung nicht ausreicht, das Behandlungsziel zu erreichen. 4. wenn die stationäre ärztliche Betreuung unwirtschaftlich ist. 5. wenn sie Pflegefälle sind.	
Aufgabe 30: Die Verordnung von Krankenhausbehandlung (Muster 2) ... A. muss durch die Diagnose begründet werden, die als Klartextdiagnose angegeben wird. B. muss durch die Diagnose begründet werden, die als ICD-10-Code angegeben wird. C. wird für den Kassenpatienten ausgestellt, dem ambulant nicht zu helfen ist. D. wird für jeden Kassenpatienten ausgestellt, der krank ist. E. muss in bestimmten Fällen vor der Krankenhausbehandlung von der GKV genehmigt werden. F. unterliegt niemals der vorherigen Genehmigungspflicht durch die GKV. 1. A + C + E 2. B + D + F 3. A + D + F 4. B + C + E 5. D	

Aufgabe 31: Der TK-Patient D. Dorn wird in das nächstgelegene Krankenhaus eingewiesen. Herr Dorn ist 35 Jahre alt und nicht von den Zuzahlungen befreit. Wie hoch sind die Zuzahlungen, die Herr Dorn für seinen stationären Aufenthalt zahlen muss? 1. 10 % der Kosten pro Tag, mindestens aber 5,00 €/Tag, maximal 10,00 €/Tag 2. 10 % der Gesamtkosten 3. 5,00 € für jeden Tag und 10,00 € für die Verordnung von Krankenhausbehandlung 4. 10,00 € für jeden Tag und 5,00 € für die Verordnung von Krankenhausbehandlung 5. 10,00 € pro Tag, für maximal 28 Tage pro Kalenderjahr	
Aufgabe 32: Vor der Verordnung einer Krankenbeförderung (Muster 4) ist der Vertragsarzt verpflichtet, die Notwendigkeit der Beförderung zu prüfen. Das heißt, Muster 4 darf nur ausgestellt werden, wenn ... 1. die Fahrt zwingend medizinisch notwendig ist. 2. die Fahrt zwingend notwendig ist. 3. die Fahrt im Zusammenhang mit einer ärztlichen Leistung zwingend medizinisch notwendig ist. 4. die Fahrt im Zusammenhang mit einer Leistung der Krankenkasse zwingend medizinisch notwendig ist. 5. die Fahrt im Zusammenhang mit einer stationären Behandlung zwingend medizinisch notwendig ist.	
Aufgabe 33: Notfallpatienten können mit folgenden Transportmitteln transportiert werden: A. Notarztwagen (NAW) B. Rettungswagen (RTW) C. Krankentransportwagen (KTW) D. Mietwagen E. Taxi 1. A bis E 2. A + B 3. A bis C 4. B + C 5. A	
Aufgabe 34: Auf der Verordnung einer Krankenbeförderung (Muster 4) wird das Feld „Gemeinschaftsfahrt" angekreuzt und die Anzahl der Mitfahrer angegeben, wenn ... 1. mehrere Patienten zeitgleich zum selben Ziel gefahren werden müssen und medizinische Gründe dagegensprechen. 2. neben dem Patienten noch andere Personen, z. B. der Notarzt und/oder der Rettungsassistent, im Rettungswagen mitfahren. 3. mehrere Patienten zeitgleich zum selben Ziel gefahren werden müssen und alle Patienten schriftlich ihr Einverständnis gegeben haben. 4. mehrere Patienten zu unterschiedlichen Zeiten zum selben Ziel gefahren werden müssen und medizinische Gründe nicht dagegensprechen. 5. mehrere Patienten zeitgleich zum selben Ziel gefahren werden müssen und medizinische Gründe nicht dagegensprechen.	
Aufgabe 35: Die Abkürzung aG findet sich auf der Verordnung einer Krankenbeförderung (Muster 4) und bedeutet: 1. außergewöhnliche Gesundheit 2. außergewöhnliche Gutherzigkeit 3. außergewöhnliche Genügsamkeit 4. außergewöhnliche Geisteshaltung 5. außergewöhnliche Gehbehinderung	
Aufgabe 36: Die Zuzahlung für die Verordnung einer Krankenbeförderung (Muster 4) für nicht von den Zuzahlungen befreite Patienten liegt bei ... 1. 10 % der Fahrtkosten 2. grundsätzlich 25,00 € 3. 10 % der Fahrtkosten, mindestens 5,00 €, maximal 10,00 € 4. 10,00 € pro Fahrt und 5,00 € für die Verordnung 5. 5,00 € pro Fahrt und 10,00 € für die Verordnung	

Aufgabe 37:
Die bekannte 13-jährige AOK-Patientin Viktoria Clausen kommt am 02.01. d. J. mit ihrer Mutter in die Praxis von Dr. Virus. Die 13-Jährige ist leicht erkältet und hustet. Die eGK haben beide vergessen. Welches Vorgehen der MFA von Dr. Virus ist richtig?
1. Die MFA bittet um baldige Vorlage der eGK und lässt die 13-jährige Patientin den Abrechnungsschein (Muster 5) unterschreiben.
2. Die MFA bittet um baldige Vorlage der eGK und lässt die Mutter der 13-jährigen Patientin den Abrechnungsschein (Muster 5) unterschreiben.
3. Die MFA bittet um baldige Vorlage der eGK, den Abrechnungsschein (Muster 5) lässt sie nicht unterschreiben.
4. Die MFA lässt sich den Abrechnungsschein (Muster 5) unterschreiben. Eine Vorlage der eGK sei damit nicht mehr erforderlich, erklärt sie den beiden.

Aufgabe 38:
Der neue LKK-Patient Frank Bermann kommt am 02.01. d. J. in die Praxis von Dr. Virus. Aufgrund seiner ständigen Kopfschmerzen hat er sich für diesen Tag einen Termin geben lassen. Seine eGK hat er vergessen. In welchen Fällen verhält sich die MFA von Dr. Virus korrekt?
A. Herr Bermann wird gebeten, eine Kaution von 50,00 € für die Behandlung zu hinterlegen, die erstattet wird, wenn er die eGK nachreicht.
B. Herr Bermann wird von der MFA angenommen und gebeten, die eGK bis zum 10.01. d. J. nachzureichen.
C. Die MFA lässt sich von Herrn Bermann den Abrechnungsschein (Muster 5) unterschreiben. Eine Vorlage der eGK sei jetzt nicht mehr notwendig, da er mit seiner Unterschrift auf dem Abrechnungsschein seine Mitgliedschaft bei der LKK bestätigt habe, erklärt die MFA Herrn Bermann.
D. Die MFA lässt sich von Herrn Bermann den Abrechnungsschein unterschreiben.
E. Die MFA verzichtet auf die Unterschrift auf dem Abrechnungsschein, da Herr Bermann die eGK bis zum 10.01. d. J. nachreichen will.

1. A 2. A + D 3. B + C 4. B + D 5. B + E

Aufgabe 39:
Welche Aussage zum Konsiliarauftrag der Überweisung nach Muster 6 ist richtig?
1. Das Feld „Konsiliarauftrag" wird nur angekreuzt, wenn der Patient zu einer bestimmten Untersuchung überwiesen wird.
2. Das Feld „Konsiliarauftrag" wird nur angekreuzt, wenn der Patient zur diagnostischen Abklärung eines unklaren Krankheitsbildes überwiesen wird.
3. Das Feld „Konsiliarauftrag" wird nur angekreuzt, wenn der Patient zur Therapie an einen Facharzt überwiesen wird.
4. Das Feld „Konsiliarauftrag" wird grundsätzlich nur bei Arbeitsunfällen angekreuzt.

Aufgabe 40
Eine Überweisung nach Muster 6 an einen Vertragsarzt derselben Arztgruppe ...
1. darf grundsätzlich nicht ausgestellt werden.
2. darf ausgestellt werden, wenn z. B. eine abgebrochene Behandlung fortgesetzt wird.
3. darf immer ausgestellt werden.
4. darf ausgestellt werden, wenn die Felder „Konsiliarauftrag" und „präventiv" angekreuzt werden.
5. darf nur quartalsübergreifend ausgestellt werden.

Aufgabe 41:
Die Laborüberweisung (Muster 10A) muss verwendet werden, wenn ...
1. Laborleistungen durch das Fremdlabor erbracht werden.
2. Laborleistungen durch die Laborgemeinschaft erbracht werden.
3. Laborleistungen in der eigenen Praxis erbracht werden.
4. Laborleistungen des Speziallabors durch ein Fremdlabor erbracht werden, nicht bei Laborleistungen des Basislabors.
5. Laborleistungen erbracht werden, unabhängig davon, wer diese Laborleistungen erbringt.

Aufgabe 42:

Die Verordnung häuslicher Krankenpflege (Muster 12) ...

1. darf für alle Kassenpatienten ausgestellt werden, die der Pflege bedürfen.
2. darf für alle Kassenpatienten ausgestellt werden, die krank sind.
3. darf für alle kranken Kassenpatienten ausgestellt werden, die pflegebedürftig sind.
4. darf für alle pflegebedürftigen Kassenpatienten ausgestellt werden, die krank sind.
5. darf nicht grundsätzlich für alle kranken Kassenpatienten ausgestellt werden.

Aufgabe 43:

Die Verordnung häuslicher Krankenpflege (Muster 12) erfolgt dann, wenn ...

A. der kranke Patient sich nicht selbst versorgen kann.
B. der kranke Patient durch keine in seinem Haushalt lebende Person versorgt werden kann.
C. durch die VO die stationäre Behandlung sichergestellt werden kann.
D. durch die VO die ambulante Behandlung sichergestellt werden kann.
E. der Patient zusätzlich Leistungen der gesetzlichen Pflegeversicherung erhält.

1. A + B + C + E 2. A + B + D + E 3. A + B + C 4. A + B + D 5. A + E

Aufgabe 44:

Zur hauswirtschaftlichen Versorgung im Zusammenhang mit der Verordnung häuslicher Krankenpflege (Muster 12) gehören ...

A. Hilfe, Kontrolle und Training der Ausscheidung.
B. Bettwäsche wechseln.
C. Hilfe beim Essen, z. B. Essen anreichen.
D. Geschirr spülen.
E. Körperpflege.

1. A bis E 2. A + C + D + E 3. B + D + E 4. A + E 5. B + C + D

Aufgabe 45:

Der Notfall-/Vertreterschein (Muster 19) muss verwendet werden, ...

A. nur wenn fremde Patienten im Notdienst behandelt werden.
B. nur wenn eigene Patienten im Notdienst behandelt werden.
C. wenn Fremde und eigene Patienten im Notdienst behandelt werden.
D. wenn fremde Patienten während einer Vertretung behandelt werden.
E. wenn fremde Patienten als Notfall behandelt werden.

1. A + D + E 2. B + D + E 3. C + D + E 4. A + D 5. C + D

Aufgabe 46:

Die Praxis von Dr. Virus ist am Samstag, 31.03., und Sonntag, 01.04., zum organisierten Notfalldienst eingeteilt. Der fremde BKK-Patient Bernhard Blumig wird sowohl am Samstag als auch am Sonntag von Dr. Virus behandelt. Welche Vorgehensweise ist richtig?

1. Für den Patienten wird ein Notfall-/Vertreterschein (Muster 19) angelegt, da es sich um denselben Notdienst handelt. Muster 19 gilt in diesem Fall quartalsübergreifend.
2. Für den Patienten werden zwei Notfall-/Vertreterscheine (Muster 19) angelegt, da der Notfall-/Vertreterschein nur ein Quartal gültig ist.
3. Diese Vorgabe ist nicht korrekt, da es verboten ist, den Notfalldienst über einen Quartalswechsel durchzuführen.

Gesamtsumme	/46

3 Sonstige Kostenträger (s. a. Übersichtstabelle 1.1.3)

3.1 Soldaten der Bundeswehr und Polizeivollzugsbeamte der Bundespolizei (PVB)

Fallbeispiel

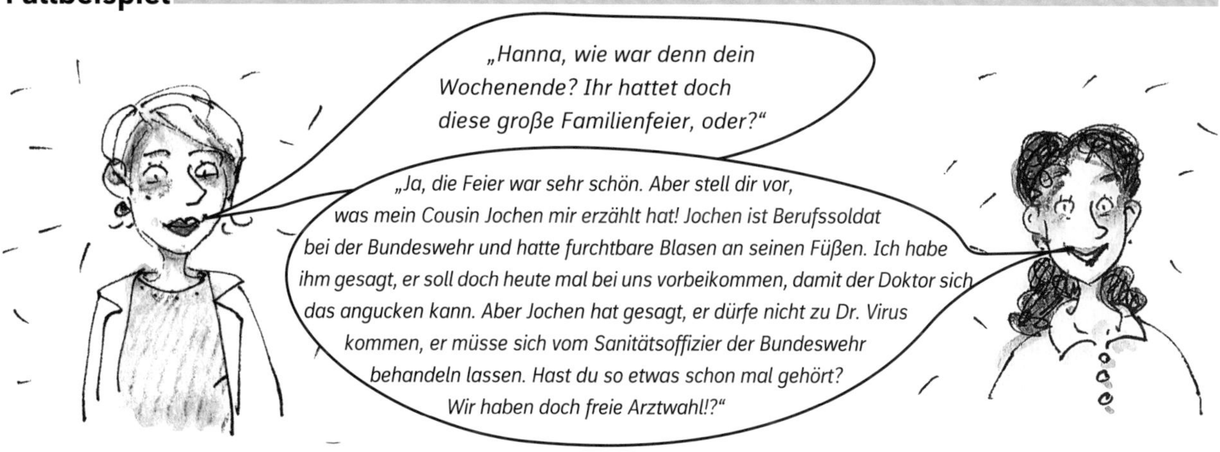

Aufgaben

1. Was vermuten Sie: Hat Jochen als Bundeswehrsoldat freie Arztwahl?

____

____

Vertragliche Grundlagen

Die Einschränkung der freien Arztwahl betrifft neben den Bundeswehrsoldaten auch die **P**olizei**v**ollzugs**b**eamten der Bundespolizei (PVB). Während die Bundeswehrsoldaten Anspruch auf unentgeltliche Versorgung durch den Truppenarzt haben, steht den PVB der Bundespolizei eine kostenfreie Versorgung durch den Arzt der Bundespolizei zu. Die ärztliche Versorgung dieser Personengruppen durch zivile Ärzte beschränkt sich deshalb auf ärztliche Leistungen, die durch die Bundeswehr bzw. die Bundespolizei nicht selbst übernommen werden können.

Die ärztliche Versorgung von Bundeswehrsoldaten durch Vertragsärzte ist in dem Vertrag zwischen der Bundesrepublik Deutschland – vertreten durch den Bundesminister der Verteidigung – und der KBV geregelt. Der Vertrag zwischen der Bundesrepublik Deutschland – vertreten durch das Bundesinnenministerium – und der KBV klärt die ärztliche Versorgung von PVB der Bundespolizei durch Vertragsärzte.

Vertragliche Vereinbarungen

Für beide Personengruppen gilt, dass sie nur dann Anspruch auf eine vertragsärztliche Versorgung haben, wenn sie eine Überweisung der Bundeswehr bzw. der Bundespolizei vorlegen. Der Überweisungsschein ist vom Ausstellungsdatum an gerechnet i. d. R. für ein Quartal gültig. Ist die Gültigkeit eingeschränkt, hat der ausstellende Sanitätsoffizier oder Arzt der Bundespolizei dies auf der Überweisung vermerkt. Wenn die ärztliche Behandlung nach Ablauf der Gültigkeitsdauer des Überweisungsscheines noch andauert, muss der Bundeswehrsoldat oder PVB der Bundespolizei einen neuen Überweisungsschein vorlegen. Selbstverständlich ist der behandelnde (zivile) Arzt an den Überweisungsauftrag gebunden. Eine eigenmächtige Ausweitung der Diagnostik oder Behandlung ist nicht zulässig. Erscheint es dem zugezogenen Arzt sinnvoll, seine Diagnostik oder Behandlung zu erweitern, muss er dies dem überweisenden Arzt vorher formlos mitteilen. Der Sanitätsoffizier bzw. Arzt der Bundespolizei kann dann eine neue Überweisung mit entsprechendem Auftrag ausstellen.

Hält der zugezogene Arzt eine Weiterüberweisung an einen anderen Arzt für erforderlich, so muss der Sanitätsoffizier der Bundeswehr bzw. der Arzt der Bundespolizei dieser ebenfalls vorher zustimmen. Auch in diesem Fall würde der behandelnde Arzt formlos eine Weiterüberweisung empfehlen, und der Sanitätsoffizier oder Arzt der Bundespolizei kann dann eine neue Überweisung auf der Grundlage der Empfehlung ausstellen.

Auch eine Einweisung zur stationären Krankenhausbehandlung ist nur durch einen Arzt der Bundeswehr bzw. der Bundespolizei zulässig.

Die Verordnung von Arznei-, Verband-, Heil- und Hilfsmitteln erfolgt grundsätzlich nur über den Arzt der Bundeswehr bzw. der Bundespolizei. Benötigt der Bundeswehrsoldat oder PVB der Bundespolizei Materialien des Sprechstundenbedarfs, so werden diese dem Sprechstundenbestand der vertragsärztlichen Versorgung entnommen.

Nach Abschluss der Behandlung sendet der zugezogene Arzt den zweiten Teil des Überweisungsscheines an den überweisenden Arzt der Bundeswehr zurück.

Die Abrechnung der ärztlichen Behandlung erfolgt in beiden Fällen mit der Quartalsabrechnung über die zuständige KV und auf Grundlage der Ersatzkassengebührenordnung (E-GO). Bei der manuellen Abrechnung werden die Leistungsziffern auf der Rückseite des Überweisungsscheines eingetragen. Bei der EDV-gestützten Abrechnung muss der Überweisungsschein mit den anderen Abrechnungsunterlagen an die KV gegeben werden. Die Diagnosen auf den Abrechnungsscheinen und auf den Arbeitsunfähigkeitsbescheinigungen werden nach ICD-10-GM verschlüsselt.

Der zugezogene zivile Arzt kann allerdings weder bei dem Bundeswehrsoldaten noch bei dem PVB der Bundespolizei eine Dienstunfähigkeit bescheinigen. Die Arbeitsunfähigkeit (Muster 1) wird nur in Ausnahmefällen für diese Personen ausgestellt. Nähere Angaben dazu finden Sie im nächsten Kapitel.

2. Erklären Sie Hanna, unter welcher Voraussetzung sich Jochen von Dr. Virus hätte behandeln lassen können.

___

3. Herr Neubauer, ein Polizeivollzugsbeamter der Bundespolizei, wird in der Praxis auf Grundlage eines Überweisungsscheines behandelt. Im Anschluss an die Behandlung erbittet er von Ihnen die Ausstellung eines Überweisungsscheines zu einem Orthopäden. Er habe Rückenbeschwerden und möchte sich untersuchen lassen. Was sagen Sie dem Patienten? Formulieren Sie Ihre Antwort in wörtlicher Rede.

___

___

___

___

___

4. Auf einer privaten Feier treffen Sie Herrn Manfred Wicher. Herr Wicher ist seit zwei Monaten bei der Bundeswehr und war vorher bei Dr. Virus in Behandlung. Er erzählt Ihnen, dass er seit einer Woche wieder Probleme mit seiner Wirbelsäule habe. Dr. Virus habe ihm damals Krankengymnastik verordnet, die ihm sehr geholfen habe. Er fragt Sie, ob es möglich sei, eine neue Verordnung zu bekommen. Was sagen Sie Herrn Wicher? Formulieren Sie Ihre Antwort in wörtlicher Rede.

___

___

___

5. Dr. Virus hält die Verordnung eines blutdrucksenkenden Arzneimittels bei einem Bundeswehrsoldaten für notwendig. Hanna greift zum Arzneiverordnungsblatt (Muster 16) und beginnt, dieses auszufüllen. Was sagen Sie Hanna?

___

___

___

6. Erklären Sie, wie die ärztlichen Leistungen bei Bundeswehrsoldaten und PVB abgerechnet werden, indem Sie angeben, welche Gebührenordnung zugrunde gelegt wird und über welche Institution zu welchem Zeitpunkt abgerechnet wird.

___

___

7. Sie rechnen in Ihrer Ausbildungspraxis über EDV ab. Erklären Sie, was Sie zur Quartalsabrechnung mit den Überweisungsscheinen der Bundeswehrsoldaten und PVB machen müssen.

8. Wie müssen Sie die Diagnosen auf dem Abrechnungsschein bzw. der Arbeitsunfähigkeitsbescheinigung notieren?

Notfallbehandlungen

Ausgenommen von dieser Vorgabe sind selbstverständlich Notfälle.

Sollte für einen Bundeswehrsoldaten oder PVB aufgrund der Schwere seiner Erkrankung ein Überweisungsschein nicht vorzeitig ausgestellt werden können, ist er verpflichtet, diesen innerhalb von vier Wochen nachzureichen. Wenn der Überweisungsschein nicht innerhalb dieser Frist vorgelegt wird, kann der behandelnde Arzt eine Privatliquidation ausstellen.

Bei Notfallbehandlungen muss sich der Arzt auf die ärztlichen Maßnahmen der Akutversorgung beschränken.

Ist im Rahmen einer Behandlung die sofortige Überweisung zu einem anderen Arzt notwendig, stellt der behandelnde Arzt einen Überweisungsschein (Muster 6) aus. Über Muster 6 rechnet dann der zugezogene Arzt seine Behandlung mit der Quartalsabrechnung über die KV ab.

Bei Bundeswehrsoldaten muss der überweisende Arzt neben dem Namen und Vornamen des Patienten zusätzlich noch den Dienstgrad, die Personenkennziffer, den Truppenteil und den Standort des Soldaten auf der Überweisung vermerken. Bei den PVB ist neben dem Namen, Vornamen und Geburtsdatum zusätzlich die Behörde bzw. Dienststelle des Polizeivollzugsbeamten aufzuführen.

Ist die sofortige Versorgung mit Arznei- oder Verbandmitteln erforderlich, wird ein Arzneiverordnungsblatt (Muster 16) unter Angabe der o. g. Daten ausgestellt. Wichtig ist der Vermerk „Notfall" auf dem Arzneiverordnungsblatt. Fehlt dieser Vermerk, muss der verordnende Arzt auf Verlangen die Kosten erstatten. Bei dem PVB der Bundespolizei muss – im Gegensatz zum Bundeswehrsoldaten – das Feld „Gebührenpflichtig" angekreuzt werden. Da Bundeswehrsoldaten und PVB der Bundespolizei zu den sonstigen Kostenträgern zählen, muss natürlich das Feld „Sonstige" angekreuzt werden.

Benötigen diese Personen eine Bescheinigung über die Art und Schwere ihrer Erkrankung, die z. B. eine Reiseunfähigkeit bewirkt, sodass sie ihren Dienst nicht antreten können, wird bei PVB eine Arbeitsunfähigkeitsbescheinigung (Muster 1) ausgestellt. Der Bundeswehrsoldat ist im Regelfall in Besitz eines Vordrucks der Bundeswehr, auf dem dann die Art und Schwere der Erkrankung bzw. die Reiseunfähigkeit bescheinigt werden. Kann der Bundeswehrsoldat diesen Vordruck nicht vorlegen, wird auch für ihn eine Arbeitsunfähigkeitsbescheinigung (Muster 1) ausgestellt. Die Diagnose ist nach ICD-10-GM zu verschlüsseln. Hervorzuheben ist, dass es sich hier nicht um eine Dienstunfähigkeitsbescheinigung handelt, sondern nur um eine Bescheinigung der Art und Schwere der Erkrankung.

9. Der Bundeswehrsoldat Jürgen Holler kommt mit einer akuten Erkrankung in die Praxis von Dr. Virus. Einen Überweisungsschein der Bundeswehr kann er nicht vorlegen. Worauf müssen Sie den Patienten im Rahmen der Notfallbehandlung hinweisen?

10. Dr. Virus hält bei dem Patienten die sofortige Einnahme eines Antibiotikums für erforderlich und bittet Sie, die Verordnung vorzubereiten. Welchen Vordruck verwenden Sie, welche Angaben zu den persönlichen Daten des Patienten müssen Sie machen und wie müssen Sie die Verordnung in jedem Fall kennzeichnen?

11. Worauf müsste der Patient Jürgen Holler hingewiesen werden, wenn er zusätzlich zur Akutversorgung noch um eine ärztliche Behandlung aufgrund seiner LWS-Beschwerden bitten würde?

___

___

___

3.2 Polizeibeamte im Polizeivollzugsdienst

Obwohl die Polizeibeamten im Polizeivollzugsdienst bundesweit Anspruch auf freie Heilfürsorge haben, gibt es regional zum Teil sehr unterschiedliche Regelungen.
In Nordrhein-Westfalen und Niedersachsen unterscheidet sich z. B. die ärztliche Versorgung der Verkehrs- und Bereitschaftspolizei nicht von der vertragsärztlichen Versorgung. Die Arztwahl ist frei, die Vordrucke der vertragsärztlichen Versorgung werden verwendet und der Umfang der ärztlichen Versorgung entspricht den vertragsärztlichen Leistungen. Die Abrechnung erfolgt – auf der Grundlage der E-GO – quartalsweise über die zuständige KV. Die Polizeibeamten weisen ihren Anspruch auf Kostenübernahme über einen Behandlungsausweis nach. Die Versichertenkarte ist nicht flächendeckend eingeführt.
Für die Polizeibeamten im Polizeivollzugsdienst in Bayern gelten allerdings vergleichbare Einschränkungen wie bei den PVB der Bundespolizei.
Aufgrund dieser regionalen Unterschiede muss auf die vertraglichen Bestimmungen verwiesen werden.

3.3 Anspruchsberechtigte nach Bundessozialhilfegesetz

Leistungen, die zum Katalog der gesetzlichen Krankenkassen gehören, finden auch bei den Sozialhilfeempfängern und Asylbewerbern Anwendung. Es ist allerdings darauf zu achten, ob der Leistungsbereich, z. B. bei Asylbewerbern, durch den Kostenträger eingeschränkt ist. Kostenträger für diese Leistungen bei Anspruchsberechtigten, die nicht bei einer gesetzlichen Krankenkasse krankenversichert sind, sind die Städte, Kreise und Gemeinden.
Neben der Unterscheidung zwischen Sozialhilfeempfängern und Asylbewerbern gibt es weitere regionale Abweichungen. Zum Teil werden die ärztlichen Leistungen der Anspruchsberechtigten nach dem Bundessozialhilfegesetz über die private Gebührenordnung GOÄ (einfacher Satz) direkt mit dem Kostenträger abgerechnet. Einige Kostenträger geben für ihre Sozialhilfeempfänger eigene Überweisungsscheine, Arzneiverordnungsblätter und Verordnungen über Krankenhausbehandlung aus. Andere Kostenträger erstatten die ärztlichen Leistungen nach BMÄ, die quartalsweise über die zuständige KV abgerechnet werden.
Unabhängig davon, welche Gebührenordnung die Abrechnungsgrundlage bietet, müssen die Patienten durch einen Behandlungsausweis ihres Kostenträgers die Anspruchsberechtigung nachweisen.
Dieser Behandlungsausweis wird von den Kostenträgern quartalsweise an den Anspruchsberechtigten ausgegeben. Unter Berücksichtigung der medizinischen Notwendigkeit sollte die Vorlage des Behandlungsausweises streng gehandhabt werden, da die Kostenträger nur in seltenen Ausnahmefällen einen zweiten Kranken-Behandlungsschein im Quartal ausstellen.
Überweisungen dürfen für diese Versicherten nur innerhalb des Zuständigkeitsbereichs des jeweiligen Sozialamtes erfolgen.
Aufgrund der regionalen Unterschiede soll hier ebenfalls auf die vertraglichen Bestimmungen verwiesen werden, da allgemeingültige Regelungen nicht vorliegen.

3.4 Prüfungswissen: Sonstige Kostenträger

	Punkte
Aufgabe 1: (3 Punkte) Nennen Sie drei andere Kostenträger, die zu den „sonstigen Kostenträgern“ gezählt werden.	
Aufgabe 2: (2 Punkte) Welche Personen haben nach BSHG (Bundessozialhilfegesetz) Anspruch auf Kostenübernahme der ärztlichen Leistungen?	
Aufgabe 3: (2 Punkte) Womit weist der Anspruchsberechtigte nach BSHG (Sozialhilfeempfänger) seinen Anspruch auf Kostenübernahme der ärztlichen Leistungen nach?	
Aufgabe 4: (2 Punkte) Wer übernimmt die Kosten für Anspruchsberechtigte nach BSHG?	
Aufgabe 5: (3 Punkte) Wann und über welche Institution erfolgt die Abrechnung der ärztlichen Leistungen von Bundeswehrsoldaten und welche Gebührenordnung bildet die Abrechnungsgrundlage?	
Aufgabe 6: (4 Punkte) Ein Polizeibeamter der Bundespolizei (PVB) ruft in Ihrer Ausbildungspraxis an und bittet um einen Vorstellungstermin innerhalb der nächsten zwei Wochen. Was ist in diesem Fall zu tun?	
Aufgabe 7: (4 Punkte) Ein Polizeibeamter der Bundespolizei (PVB) erscheint während des organisierten Notfalldienstes an einem Sonntag in Ihrer Ausbildungspraxis. Einen Überweisungsschein kann er nicht vorlegen, da es sich um eine notfallmäßige Behandlung handelt. Wie ist in diesem Fall vorzugehen?	
Summe	

Übertrag	

Aufgabe 8: (4 Punkte)

Im Rahmen einer Überweisung wird ein Bundeswehrangehöriger in Ihrer kardiologischen Praxis behandelt. Der Patient soll aufgrund seiner Erkrankung ein blutdrucksenkendes Medikament verordnet bekommen. Wie ist in diesem Fall zu verfahren?

Aufgabe 9: (1 Punkt)

Ein Polizeivollzugsbeamter der Bundespolizei benötigt Materialien des Sprechstundenbedarfs. Welche Vorgehensweise ist korrekt?

- ☐ Der Patient erhält eine Einzelverordnung, da weder der Sprechstundenbedarf der vertragsärztlichen Versorgung noch der Bedarf der Privatpatienten benutzt werden darf.
- ☐ Der Patient erhält das Material aus dem Sprechstundenbedarf der vertragsärztlichen Versorgung.
- ☐ Der Patient erhält das Material aus dem Sprechstundenbedarf der Privatpatienten. Das Material wird dann mit der Abrechnung in Rechnung gestellt.
- ☐ Keine der Vorgehensweisen ist korrekt, da Polizeivollzugsbeamte niemals Material des Sprechstundenbedarfs bekommen dürfen.

Gesamtsumme	

Literaturverzeichnis

Wilfried Berssen u. a.: Fachkunde, Medizinische Fachangestellte, Bildungsverlag EINS, Troisdorf 2010

Deutsches Institut für Medizinische Dokumentation und Information (DIMDI), im Auftrag des Bundesministeriums für Gesundheit in Kooperation mit der Kassenärztlichen Bundesvereinigung (KBV) (Hrsg.): ICD-10-GM 2011. Alphabetisches Verzeichnis (Diagnosenthesaurus). Internationale statistische Klassifikation der Krankheiten und verwandter Gesundheitsprobleme. 10. Revision – German Modification. Version 2011 – Stand 5. Oktober 2010. Deutscher Ärzte-Verlag, Köln

Dr. Christoph Eichhorn, Eric Haus, Steffen Gross: Arzneimittellehre, Haus & Gross, Dezember 1999, 5. bearbeitete und erweiterte Auflage

Einheitlicher Bewertungsmaßstab (EBM) mit den Vertragsgebührenordnungen Bewertungsmaßstab für ärztliche Leistungen (BMÄ) und Ersatzkassen-Gebührenordnung (E-GO), Dienstauflage der Kassenärztlichen Bundesvereinigung, Deutscher Ärzte-Verlag, Oktober 2015, Köln

Effer, Esser, Löbbecke: Die Arzthelferin. Abrechnungswesen im System der vertragsärztlichen Versorgung. Lehrbuch, Übungsbuch, Handbuch, Pluspunkt Verlag, 2002, 7. Auflage

Kassenärztliche Bundesvereinigung (Hrsg.): Verträge der Kassenärztlichen Bundesvereinigung mit Sozialversicherungs- und anderen Kostenträgern sowie Richtlinien des Bundesausschusses der Ärzte und Krankenkassen, Deutscher Ärzte-Verlag GmbH, Oktober 2015, Köln

Kolb, Kroha, Spengler: Wirtschafts- und Sozialkunde für die Medizinische, Zahnmedizinische und Tiermedizinische Fachangestellte, Bildungsverlag EINS, Köln 2011, 3. Auflage

Niedersächsisches Kultusministerium (Hrsg.): Rahmenlehrplan für den Ausbildungsberuf Medizinischer Fachangestellter/Medizinische Fachangestellte (Beschluss KWK 2005)

Neuhaus, Horst: Sprache, Praxis und Patient, Für den Deutschunterricht in den Ausbildungsberufen des Gesundheitsbereiches, Bildungsverlag EINS, Köln 2011, 5. Auflage

Richtlinie des Gemeinsamen Bundesausschusses über die Verordnung von Heilmitteln in der vertragsärztlichen Versorgung (Heilmittel-Richtlinie/HeilM-RL) in der Fassung vom 20.01.2011/19.05.2011, veröffentlicht im Bundesanzeiger 2011; Nr. 96 (S. 2247), in Kraft getreten am 01.07.2011

Vereinbarung zum Inhalt und zur Anwendung der elektronischen Gesundheitskarte, Stand 22.04.2008 (Quelle: URL online: www.kbv.de/media/sp/04a_elektr._Gesundheitskarte.pdf, Zugriff am 08.02.2016)

Bildquellenverzeichnis

ABDA - Bundesvereinigung Deutscher Apothekerverbände, Berlin: S. 62
Barmer, Berlin: S. 28_2; 28_3
Bundesinstitut für Arzneimittel und Medizinprodukte (BfArM), Bonn: S. 73
Bundesministerium der Finanzen, Berlin: S. 49_2
Cornelia Kurtz, Boppard/Bildungsverlag EINS GmbH, Köln: S. 4; 10; 12; 19; 23; 27; 28_1; 32; 34; 38; 42; 49_1; 55; 64; 70; 74; 77; 78; 92; 96; 99; 101; 105; 108; 125
Deutscher Ärzte-Verlag, Köln. S. 16
Fotolia.com, New York: S. 57_3 (Teamarbeit); 57_6 (kameel); 57_7 (kif);
Kassenärztliche Bundesvereinigung (KBV), Berlin: S. 17
MEV Verlag GmbH, Augsburg: Cover; S. 57_1, 2 und 4
Braun Orthopädie-Schuhtechnik, Pforzheim: S. 57_8
Pari GmbH, Starnberg: S. 57_5

Sachwortverzeichnis